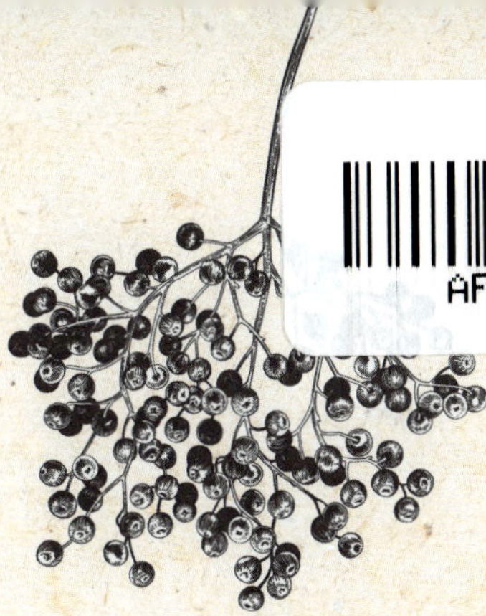

Walter Mooslechner

Heilkräftiges aus der Natur

Die in diesem Buch beschriebenen Pflanzen wurden vom Autor nach bestem Wissen recherchiert. Inhaltliche Fehler können dennoch nie ganz ausgeschlossen werden. Es werden seitens des Autors und des Verlags keinerlei Verantwortung und Haftung für mögliche Unstimmigkeiten, das betrifft insbesondere die Rezepte und Anwendungsbeispiele, übernommen. Verwenden Sie die Informationen dieses Buches nicht als alleinige Grundlage für gesundheitsbezogene Entscheidungen und fragen Sie bei gesundheitlichen Beschwerden sowie hinsichtlich etwaiger Nebenwirkungen sowie Wechselwirkungen mit Medikamenten immer Ihre Ärztin oder Ihren Arzt oder fragen Sie in Ihrer Apotheke.

Impressum

Bibliografische Information der Deutschen Nationalbibliothek
Die Deutsche Nationalbibliothek verzeichnet diese Publikation in der Deutschen Nationalbibliografie; detaillierte bibliografische Daten sind im Internet über http://dnb.d-nb.de abrufbar.

Aktualisierte und erweiterte Neuausgabe 2023

5020 Salzburg, Bergstraße 12

Projektleitung, Lektorat: Markus Weiglein
Covergestaltung, Grafik und Produktion: Nadine Kaschnig-Löbel
Coverfoto: Antares_NS/shutterstock.com
Druck: Floriančič tisk d.o.o.
gedruckt in der EU

ISBN 978-3-7025-1104-3

www.pustet.at

Walter Mooslechner

Heilkräftiges aus der Natur

Verlorenes Wissen und alterprobte Rezepte

* Von Arnika bis Zirbe *

VERLAG ANTON PUSTET

Inhaltsverzeichnis

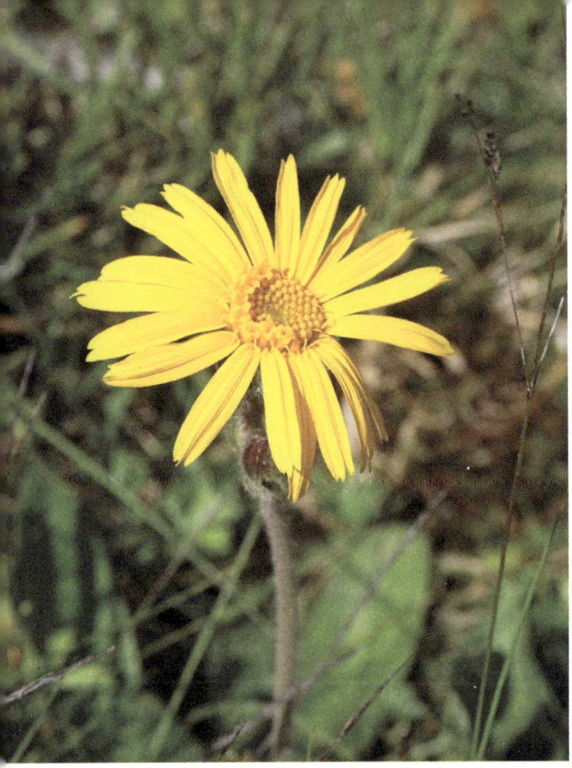
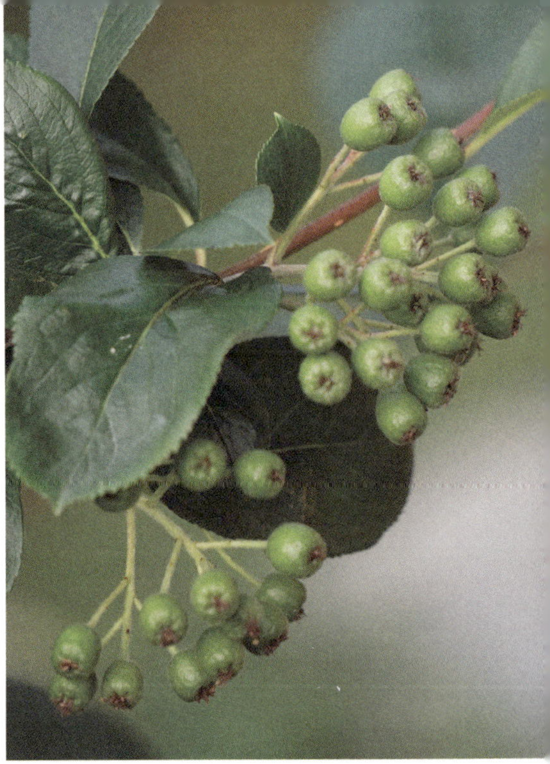
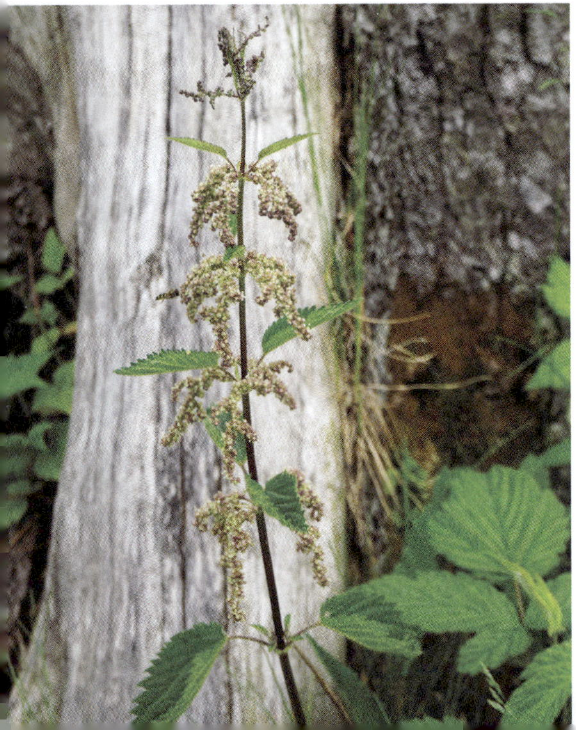
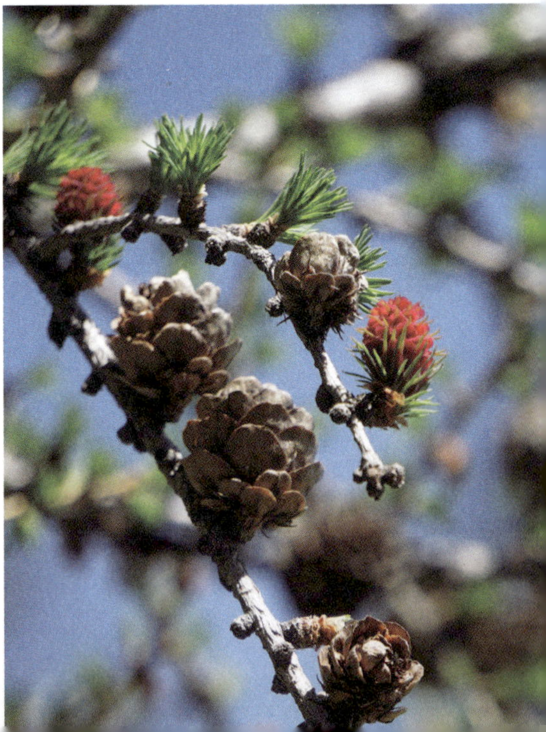

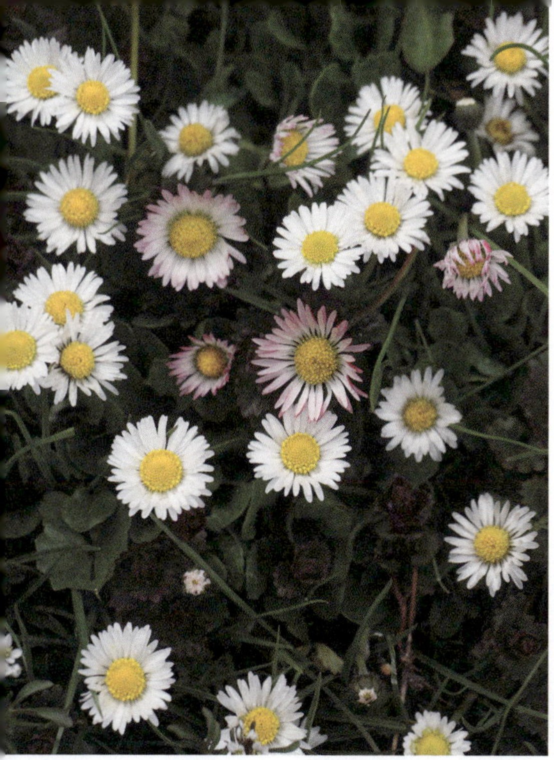
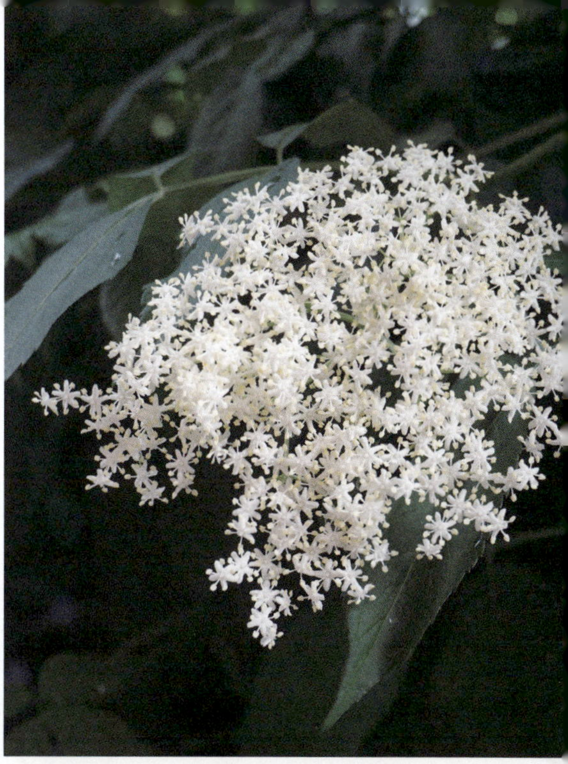
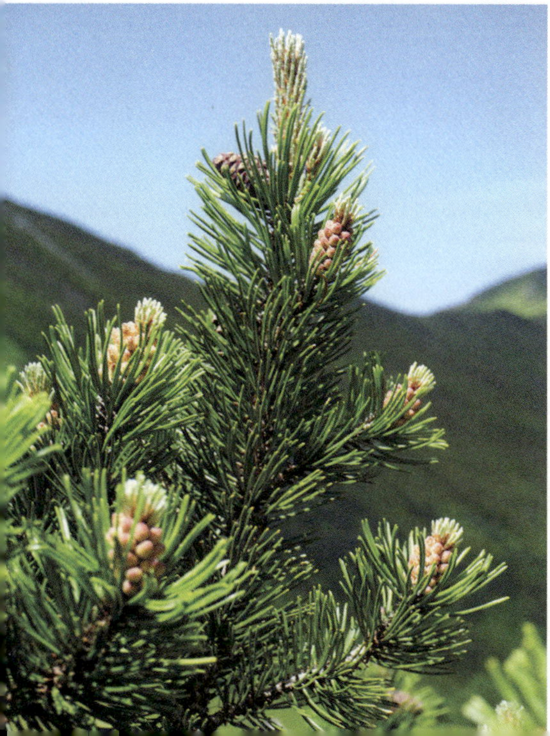
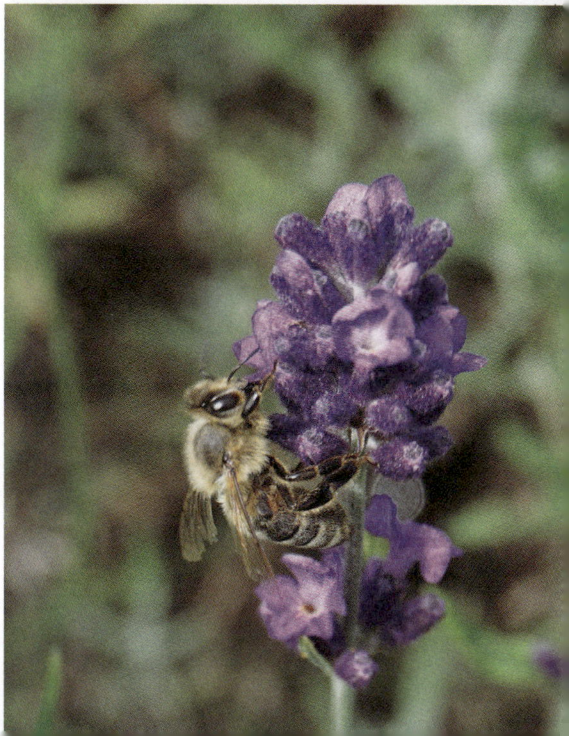

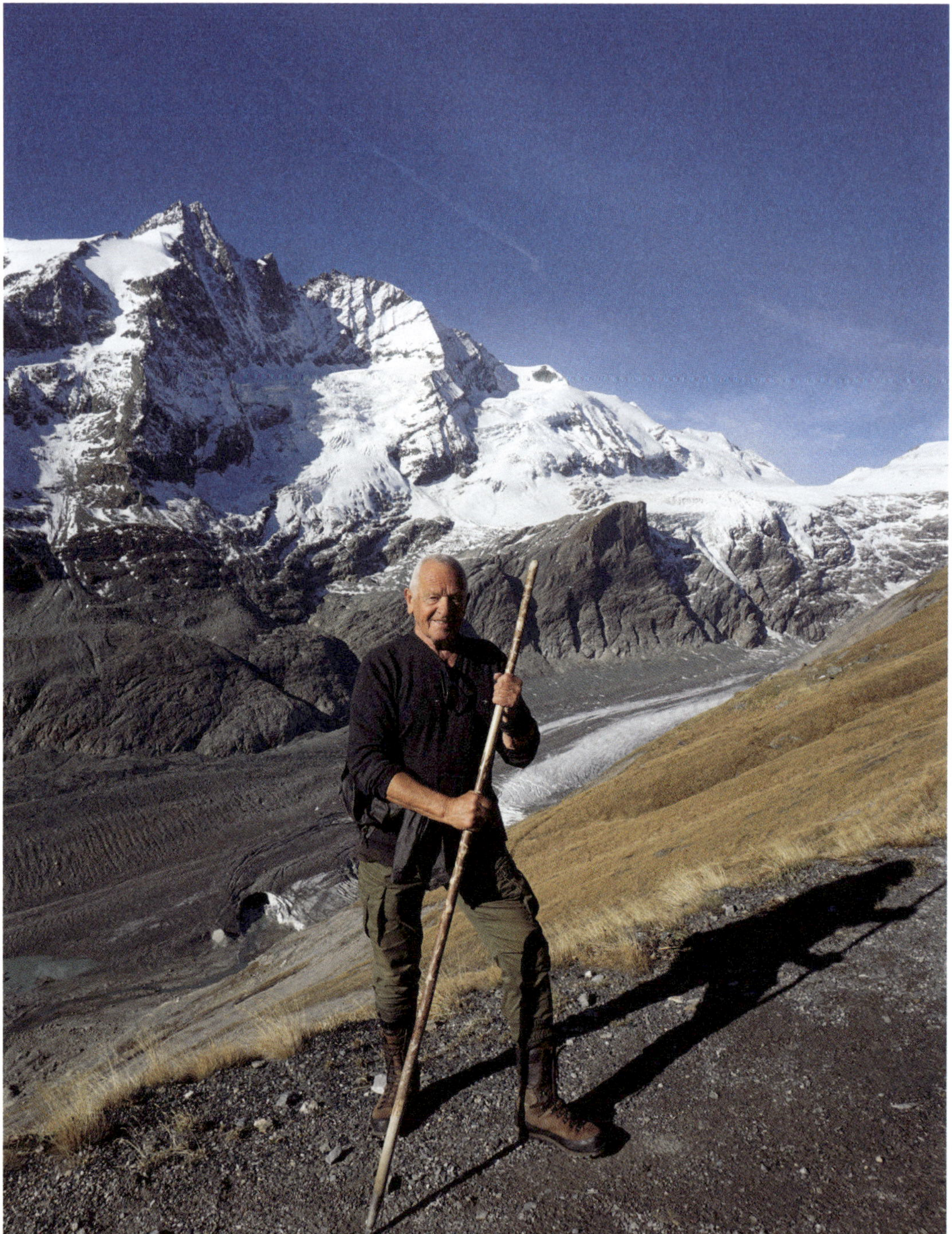

Vorwort

Seit Menschen diese Erde bewohnen, werden Pflanzen als Nahrungs- und Heilmittel geschätzt. Darauf weisen bereits uralte Aufzeichnungen in Keilschrift und Hieroglyphen hin. Der berühmte griechische Arzt Hippokrates von Kos (460–370 v. Chr.) gilt als Vater der Heilkunde, sein Leitsatz war: „Lass deine Nahrung deine Medizin und deine Medizin deine Nahrung sein." Auch die Kelten und Germanen wussten, dass unsere Nahrungsmittel bei richtiger Anwendung gleichsam Heilmittel sein können. Sie pflegten Sitten und Bräuche mit zahlreichen Pflanzen und widmeten Kräuterbündel ihren Gottheiten. Die „Kräutermagie" spielte folglich auch in der Kirche eine wichtige Rolle. Verschiedene Gewürz- und Heilpflanzen werden etwa heute noch in Kräutersträußen in geselliger Runde gebunden und zu Maria Himmelfahrt feierlich geweiht.
Neben weiteren Faktoren wie Bewegung ist die Ernährung ein wesentlicher Grundpfeiler der körperlichen und psychischen Gesundheit. Bei richtiger Anwendung verschaffen Heilpflanzen bei verschiedenen Beschwerden Abhilfe. Unsachgemäße Anwendungen können hingegen unerwünschte Nebenwirkungen auslösen – oft findet man beispielsweise pflanzliche Produkte im Internet angeboten, die teilweise nicht offiziell geprüft bzw. zugelassen sind. So werden etwa exotische, bei uns unbekannte Kräuter als Pulver, Kapseln oder auch Tabletten verarbeitet und vermarktet. In Österreich dürfen pflanzliche Arzneimittel („Phytopharmaka") nur nach einem strengen Zulassungsverfahren angewendet werden. Damit wird die Wirksamkeit und bestmögliche Verträglichkeit – auch im Zusammenspiel mit klassischen Medikamenten – garantiert.

Im Laufe meines Berufslebens als Förster in der Salzburger Bergwelt war ich mit der Natur und ihren Geheimnissen tagein, tagaus eng verbunden.

Diese Naturliebe geht auf meine Kindheit in Großarl zurück. Damals lernte ich die Welt der Heilpflanzen, Früchte, Beeren und Kräuter aus eigenem Erleben kennen, erfuhr von ihrem Nutzen für unsere Hausapotheke und labte mich an ihren Genüssen im Rahmen unserer bäuerlichen Kost. Im Gang der Jahreszeiten entdeckte ich die Gaben der Natur an ihren besonderen Standorten, erlebte ihr geheimnisvolles Ausbleiben und Wiederkommen im Wechsel der Jahreszeiten. Was für ein wunderbarer Anblick waren die Kräuter und heilsamen Pflanzen auf den blühenden Bergwiesen – und dazu der Duft, der „Gschmoch", wie wir Einheimischen sagen. Diese Schätze forderten meine Neugier und meinen Wissensdurst heraus – ich beobachtete, sammelte, probierte und verkostete. Dabei waren mir die Begegnungen und Gespräche mit kundigen Menschen eine große Hilfe. Durch sie konnte ich mein Wissen und mein Verständnis in praktischer Anwendung vertiefen und ausbauen.

Auf dem Land ist dieses Wissen immer noch lebendig. Bäuerinnen und Almleute, Holzknechte und andere Naturkundige „vom alten Schlag" hüten den Erfahrungsschatz von Generationen. Auch meinem Lehrförster verdanke ich wertvolles Wissen.
Die Erfahrungswerte und Rezepte, die ich in diesem Buch zusammengestellt habe, wurden als Hausmittel und Hausschatz oft über lange Zeitspannen „verwahrt", von den Alten an die Jungen weitergegeben und manchmal noch verbessert und verfeinert. Kräuter und Früchte aus der „grünen Apotheke" der Natur haben aus meiner Beobachtung auch nichts von ihrer Bedeutung verloren, sie gewinnen sogar zunehmend an Beliebtheit.

Heilpflanzen und Früchte können bei diversen Beschwerden eine spürbare Erleichterung bringen. Die Erfahrungswerte der Naturheilkunde bestätigen, dass sie die körpereigene Abwehr stärken, eine merkliche Kräftigung und Leistungssteigerung bewirken sowie mithelfen, Organe zu heilen und chronische Leiden zu lindern. So ist etwa die moderne Heilpflanzenkunde eine wesentliche Säule der Kneippmedizin. Bereits Sebastian Kneipp wusste: „Mit jedem Schritt und Tritt, welchen wir in der Natur machen, begegnen wir immer wieder neuen Pflanzen, die für uns höchst nützlich und heilbringend sind." Während man sich in früherer Zeit auf Erfahrungswerte stützte, ist es heute der naturwissenschaftlichen Medizin möglich, die entscheidenden Wirkstoffe der Pflanzen und Früchte zu bestimmen und für Präparate zu isolieren. Für den Laien ist es dabei nicht immer leicht, die Grenzen zwischen seriöser Naturheilkunde und Scharlatanerie zu ziehen.

Nach der Herausgabe meines Buches *G'sund und Guat: Früchte und Kräuter aus Wald und Flur* befasste ich mich weiterhin mit dem Thema und konnte meinen Erfahrungsschatz und mein Wissen wesentlich erweitern. Die Natur zeigt uns immer wieder, welche Faszination und Kraft in ihr steckt. Sinnvoll verwendet, können alle diese Gaben ihre wohltuende Wirkung auf uns ausüben und die Grundlage für köstliche Speisen, Getränke und Elixiere bieten. Gesundheit erhalten, stärken und wiedergewinnen, das verbindet sich bestens mit dem richtigen Essen und Trinken. Auch zum Verständnis dieser Zusammenhänge möchte dieses Buch beitragen. Allen empfehlen möchte ich, möglichst viele Speisen selbst zuzubereiten, denn mit dem eigenen Erfolg stellt sich auch ein besonderes Vergnügen und Wohlgefühl ein.
Meinen Leserinnen und Lesern wünsche ich, dass ihnen auf der Grundlage der hier aufgezeichneten Rezepte Gaumenfreuden gelingen, die Leib und Seele genussvoll zusammenhalten.

Ihr Walter Mooslechner

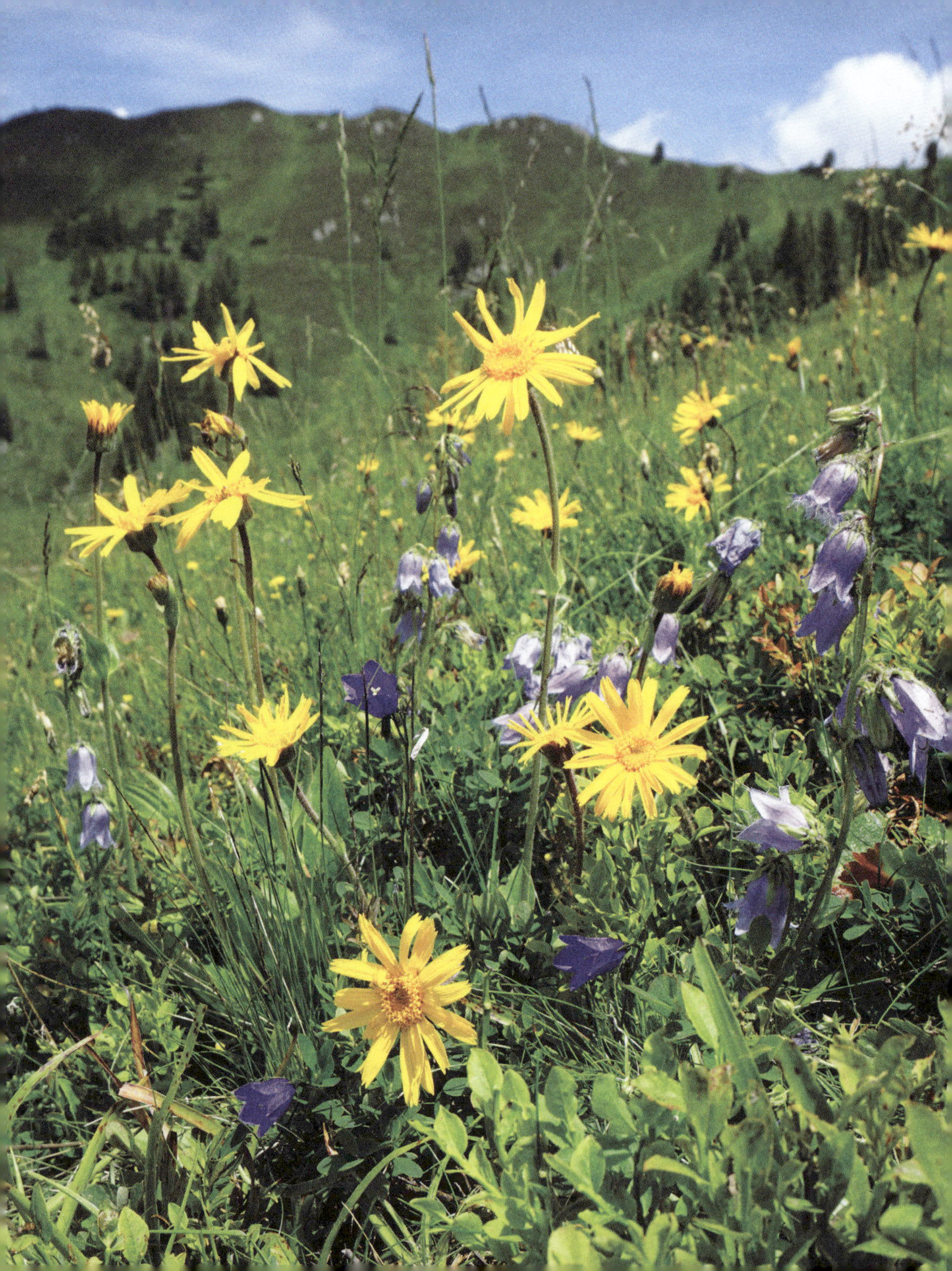

Arnika

Sonnengelbe Wundarznei

*

Neben der Ringelblumensalbe und dem „Holzhacker“ stand in Mutters Hausapotheke immer auch eine Flasche Arnikaschnaps. Ein blutiges Knie, eine Abschürfung an der Hand, da und dort eine Schramme – in unseren Kindertagen waren derlei Unglücksfälle alltäglich und rasch vergessen. Aber unvergesslich sind mir die mütterlichen Trostworte: „Mit Arnika wird alles wieder gut.“ Seit damals hat Arnika – auch bekannt als Wohlverleih, Donnerblume oder Engelwurz – eine ans Wunderbare grenzende Wirkung auf mich und daher in meiner Hausapotheke selbstverständlich ihren festen Platz.

Leicht zu erkennen

In den Alm- und Bergweiden der Hohen und Niederen Tauern sowie auf den Pinzgauer Grasbergen ist Arnika nach wie vor verbreitet und nicht gefährdet. Sie ist auch für den Laien aufgrund ihrer leuchtenden Farbe und Wuchsform leicht zu erkennen. An ihrem 20–60 Zentimeter hohen, fein behaarten Stängel sitzen gegenständig schmale Blätter. An dem einfach bis wenig verzweigten Stängel thronen dottergelbe Blüten mit einem Durchmesser von bis zu 8 Zentimeter. Die aromatisch duftende Pflanze mag saure, magere Bergwiesen.

Von der Heilkunde früh entdeckt

Bereits im 18. Jahrhundert erkannte man die wohltuende und heilsame Wirkung der Arnika für eine Vielzahl von Beschwerden und Verletzungen. Dazu ergänzte sich ihre magische Bedeutung in alten Volksbräuchen. Arnikapflanzen sind Bestandteil von Kräutersträußen zur Abwehr des Bösen und von Dämonen. In der Vergangenheit wurden der Zauberpflanze sogar magische Liebeskräfte zugeschrieben. Die nach altem Brauch am 24. Juni (Sonnenwende) geernteten Blüten sollen besondere Heilkräfte haben. Schon der Priester und Naturheilkundler Sebastian Kneipp wollte Arnika daher mit Gold aufwiegen und lobte sie als die beste Wundheilpflanze. Tatsächlich sind in den gelb-orangen Blüten wertvolles ätherisches Öl, Flavonoide und weitere Heilstoffe enthalten. Diese wirken entzündungshemmend, abschwellend und schmerzstillend.
Wegen ihrer Eigenschaft, Gewebe und Wunden zu regenerieren und antiseptisch wie antibakteriell wirksam zu sein, wurde Arnika in großen Mengen gesammelt und mancherorts ausgerottet. Die Pflanze ist daher gebietsweise unter Schutz gestellt. Besonders heilsam ist Arnika bei rheumatischen Muskel- und Gelenksbeschwerden. Zerrungen, Verstauchungen und Blutergüsse klingen durch Umschläge mit verdünnter Arnika-Tinktur schneller ab. Von einer inneren Anwendung der Heilpflanze wird aber strikt abgeraten, hier schadet Arnika mehr, als sie nützt. Zu hohe Konzentrationen können übrigens auch bei äußerer Anwendung zu allergischen Reaktionen führen. In der Naturkosmetik wird die Pflanze für viele Präparate eingesetzt.

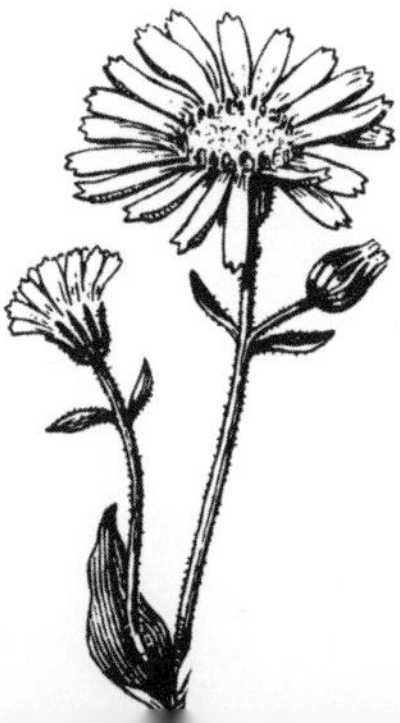

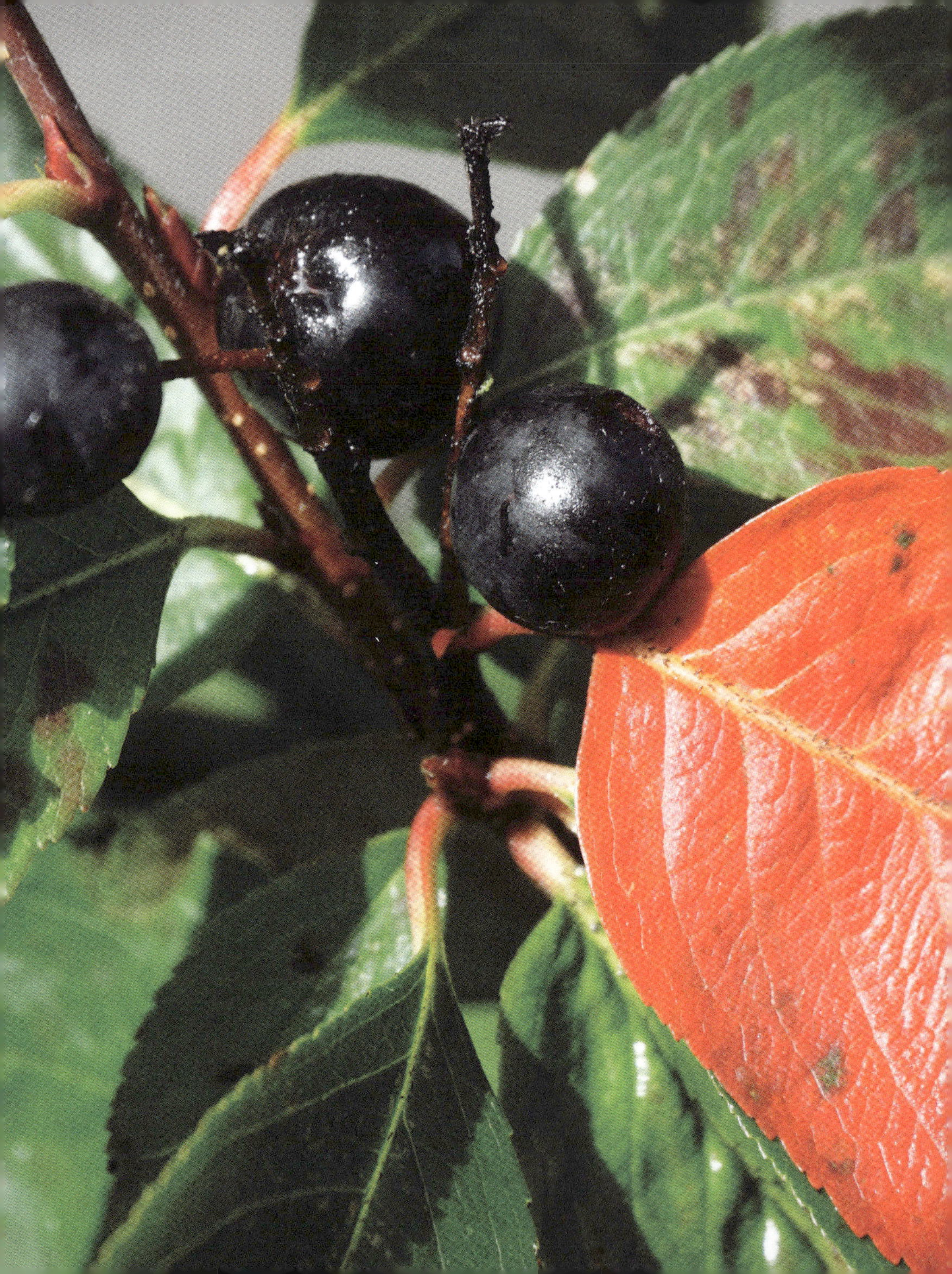

Aronia

Vielfältige Stärkung des Immunsystems

*

In einer Gärtnerei entdeckte ich vor Jahren die Aronia, auch unter der Bezeichnung Schwarze Apfelbeere, Kahle Apfelbeere oder Schwarze Eberesche bekannt. Nun gedeiht der wunderbare Strauch in meinem artenreichen Garten.

Gut gewappnet gegen Kälte

Die ursprüngliche Heimat dieser Pflanze liegt eigentlich im östlichen Nordamerika. Über Jahrhunderte schätzten die Ureinwohner die vitaminreiche Frucht als wertvolle Winternahrung. Wegen seiner Frosthärte wurde der Strauch zunächst in Russland und osteuropäischen Ländern angebaut.

Schon im Mai zur Blütezeit bietet die Apfelbeere einen wunderbaren Anblick. Beginnen die kugeligen, bis zu 3,5 Millimeter dicken Beeren zu reifen, färben sich im Herbst die Blätter in ein kräftiges Rot.

Heilsame Wirkung

Ist das Fruchtfleisch durchgehend rot, ist die Apfelbeere reif und lässt sich zu Säften, Marmeladen oder Kompotten weiterverarbeiten. Die reich an Vitaminen, Mineralen und Farbstoffen sowie Pflanzeninhaltsstoffen dunklen, sauren Beeren gelten als wirksamer Schutz gegen Gefäß-, Herz- und Kreislauferkrankungen sowie als Mittel zur Krebsvorsorge.

Rezept

Haltbare Aroniabeeren

Aroniabeeren finden in der Küche eine vielseitige und willkommene Verwendung. Getrocknet etwa sind sie in Müsli köstlich und ebenso als Beilage in Kuchen beliebt. Die Beeren kann man auch roh verzehren. Gleich vielen anderen enthalten die Beeren der Aronia ebenso eine geringe Menge an Blausäure. Bis zu 1 kg frische Früchte sind für den Verzehr jedoch unbedenklich, so die Meinung von Experten.

Aroniabeeren lassen sich auch gut einfrieren, davor die Beeren unter fließendem Wasser sauber waschen und dann in den gewünschten Portionsgrößen in das Tiefkühlfach geben. Eine Haltbarkeit bis zu drei Monaten ist so möglich.

Werden die Früchte mit dem Dampfentsafter oder Kochtopf heiß entsaftet, bleibt der Aroniasaft lange haltbar. Erhitzen macht zudem die Blausäure unschädlich.

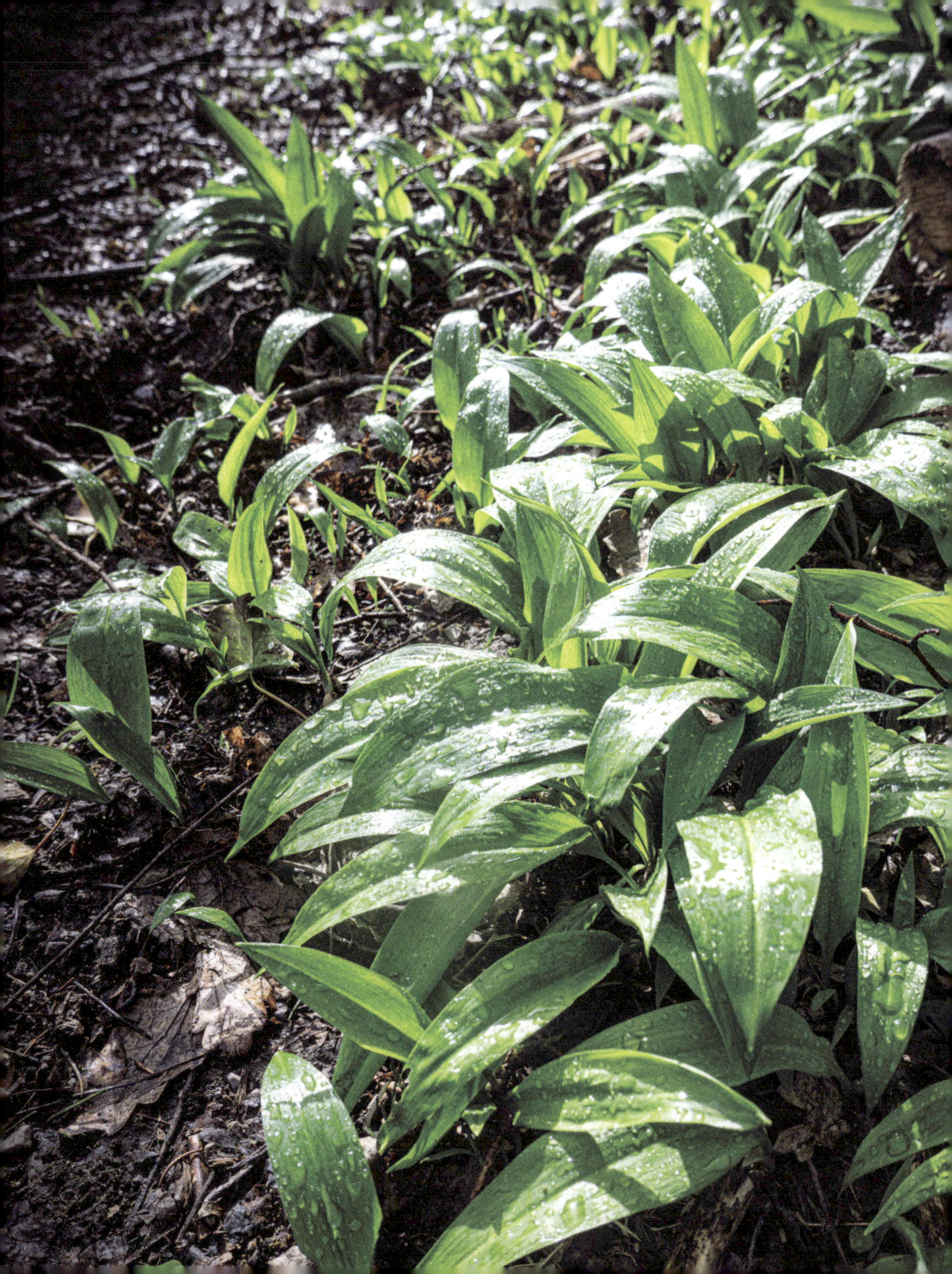

Bärlauch

Wildwürziger Keimtöter

*

Mit Ungeduld erwarte ich jedes Jahr die ersten Frühlingsboten, der junge Bärlauch zählt dazu. Je nach Witterung und Höhenlage sind die begehrten Blätter von Ende März bis Mai zu finden. Meine erste Ernte hole ich mir aus den Wäldern rund um Salzburg. Schattige, humusreiche Auen- und Flusswälder sagen dem Bärlauch, der auch als Waldlauch, Wilder Knoblauch oder Hexenknofel bezeichnet wird, besonders zu. Der scharfe Knoblauchgeruch, der seine Standorte weithin anzeigt, stellt sich erst ein, wenn er nicht mehr ganz so frisch und zart ist. Meine letzte Lauch-Ernte im Jahr kommt dann wesentlich später zustande. Sie führt mich auf die hochgelegene Krumlalm im Rauriser Tal im Pinzgau, wo bis in den Juni noch Schneeflecken liegen. Denn essen soll man den „Wilden Knoblauch", solange er jung ist, da enthält er die meisten Inhaltsstoffe und Vitamine – und so schmeckt er auch am besten. Blüht der Bärlauch, ist er für die Küche nicht mehr geeignet.

Gefahr der Verwechslung?

Beim Sammeln ist bekanntlich Vorsicht geboten. Immer wieder kommt es zu Verwechslungen mit den Blättern der hochgiftigen Herbstzeitlosen (Colchicum autumnale) und des giftigen Maiglöckchens (Convallaria majalis). Dabei ist der Bärlauch leicht zu erkennen – an seinem Knoblauchgeruch und an der Wuchsform der Blätter. Die lindgrünen, weichen Bärlauchblätter wachsen auf einem langen Stängel, am Maiglöckchenstängel stehen hingegen zwei geruchlose, feste Blätter.

Blätter, die uns gut bekommen!

In der Volksmedizin wird der Bärlauch sehr geschätzt, da er vielseitig wirksam ist. Bei hohem Blutdruck, zur Senkung des Cholesterinspiegels, aber auch zur Entschlackung hilft dieses Frühlingskraut, das außerdem noch den Verdauungsapparat und das Blut reinigt. In jüngster Zeit ist der Bärlauch mächtig in Mode gekommen. Auch auf den Speisekarten der Haubenlokale hat er sich gut ausgebreitet und fängt dort bisweilen schon das Wuchern an. Dabei sollte man beachten, dass beim Erhitzen der größte Teil des geschmacklichen Aromas sowie die wertvollen Inhaltstoffe verloren gehen. Meine Empfehlung: Die geschnittenen, rohen Bärlauchblätter in die warmen Speisen einbringen. Die Blätter lassen sich übrigens auch gut einfrieren.

Würzmittel

Gleich der Petersilie kann auch der klein geschnittene Bärlauch vielen Speisen wie Nudeln, Kartoffeln, Knödeln, Saucen, Schinkenfleckerln und dergleichen mehr Würze und Geschmack verleihen. Herrlich schmeckt auch ein Butterbrot mit fein geschnittenem Bärlauch.

Bärlauch in Olivenöl

Mit Olivenöl und Pinienkernen lässt sich Bärlauch wunderbar haltbar machen: Olivenöl nach eigenem Ermessen (aus biologischer Landwirtschaft) mit ca. 1 EL Pinienkernen und fein geschnittenen Bärlauchblättern vermengen. Mit dem Stabmixer pürieren und in Gläser abfüllen. Kühl gelagert hält diese Mischung lange Zeit.

Bärlauchsuppe

Eine Frühlingssuppe lässt sich etwa auf diese Art zubereiten:
2 EL Butter mit 2 EL Dinkelmehl leicht anrösten und mit 1 l Gemüsebrühe (oder Rindsuppe) aufgießen und mit 2 EL süßem Rahm verrühren. 1 Handvoll gewaschene, fein geschnittene Bärlauchblätter dazugeben und alles gut mit dem Stabmixer schaumig rühren.

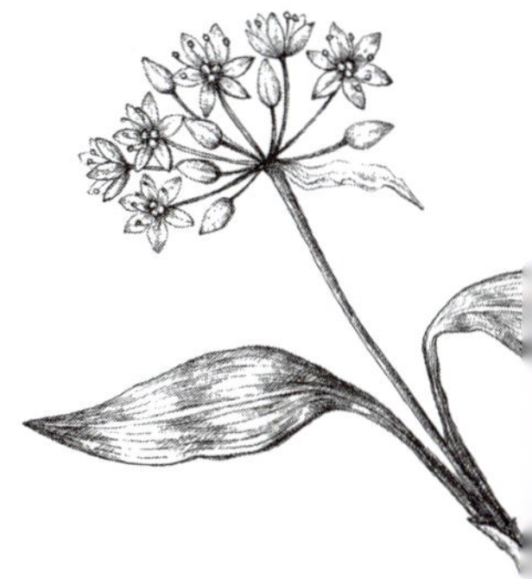

Flaumige Bärlauchnockerl

Meine Mutter konnte sie am allerbesten – aus ihrem handgeschriebenen Kochbuch stammt dieses Rezept für alle Bärlauchfreunde, die das Besondere schätzen:

200 g Mehl, 2 Eier und 100 ml Milch mit Kräutersalz würzen und zu einem festen Teig verrühren. Bärlauch-Pesto (oder fein geschnittenen Bärlauch) untermengen. Die Masse durch ein Spätzlesieb in kochendes Wasser streichen. Einmal aufkochen, kurz köcheln lassen, danach mit kaltem Wasser abschrecken und in einem Sieb abtropfen lassen.

Schmackhafter Bärlauchaufstrich

Zu meinen ständigen Frühlingsrezepten zählt auch der Bärlauchaufstrich: Einige EL geschnittenen Bärlauch mit 40 g weicher Butter, 200 g cremigem Frischkäse, 1/2 TL Gewürzsalz mit Pfeffer sowie 1 TL Zitronensaft verrühren; auch weitere Küchenkräuter können beigemischt werden – fertig ist der schmackhafte Frühlingsaufstrich!

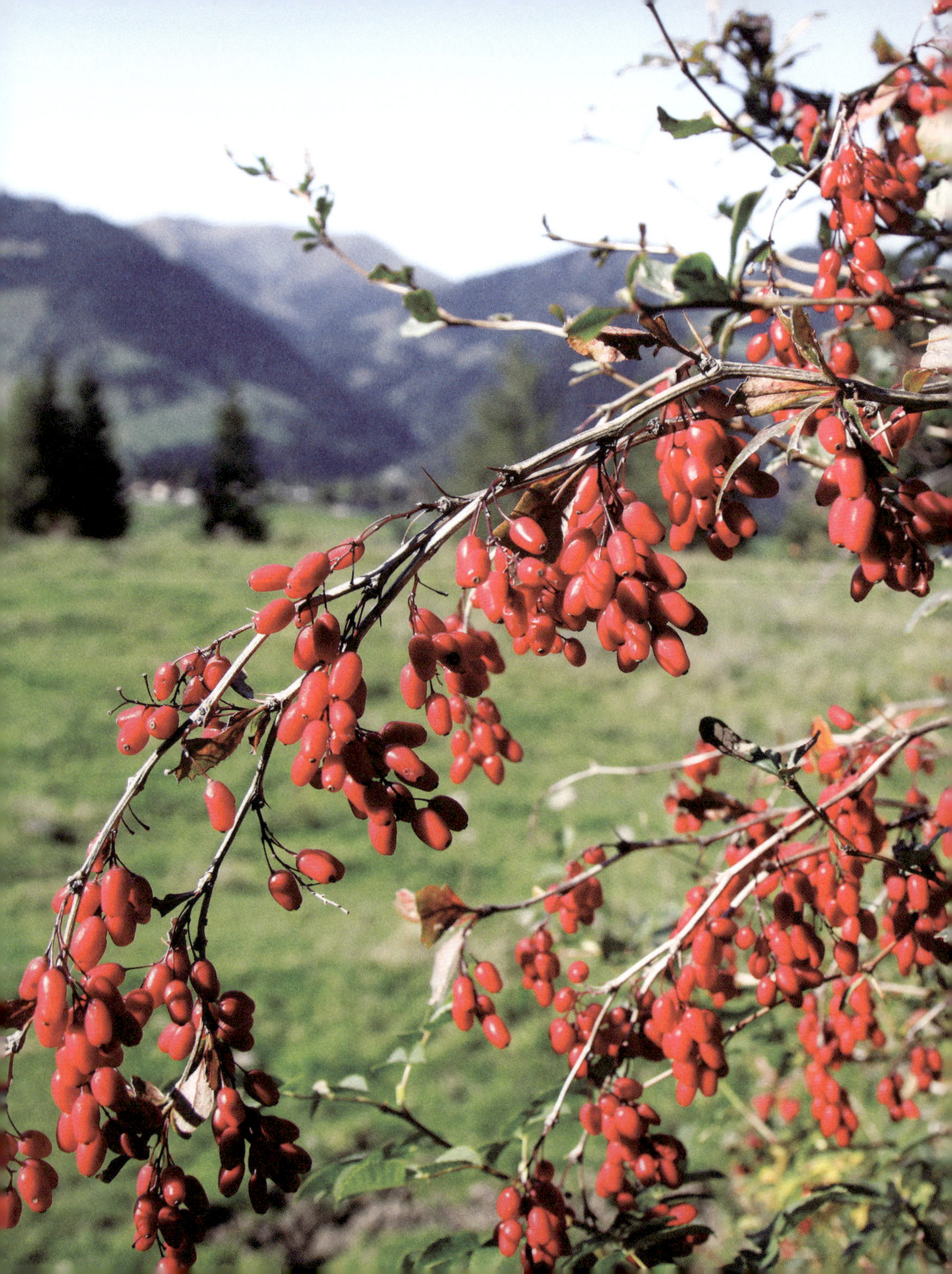

Berberitze

Balsam für Leber, Magen und Darm

*

Die auch als Sauerdorn, Essigdorn, Bettlerdorn und Boaßlbeerstrauch bekannte Berberitze wächst gerne an Waldrändern, Hecken und Böschungen und ist in unseren Alpengebieten bis in eine Höhe von 2500 Metern anzutreffen. Die geschmackvollen, süß-säuerlichen Beeren waren einst zur Speisenzubereitung wie auch zu ihrer Verfeinerung beliebt. Um 1850 geriet die Hecken bildende Berberitze allerdings in Misskredit und wurde erbarmungslos ausgerottet. Heute ist sie als großzügiger Vitamin-C-Spender wieder in aller Munde.

Einst geächtet, mittlerweile breit geschätzt

Die 1–3 Zentimeter langen Dornen stehen zu fünft, zu dritt sowie einzeln waagrecht und sind gelblich-grau gefärbt. Gelbgrüne, gesagte Blätter umgeben die Dornen büschelweise. Aus den etwa 2 Zentimeter langen, hängenden Trauben mit gelblichen Blüten reifen hellrote, längliche Beeren. Um die Mitte des 19. Jahrhunderts wurde wissenschaftlich nachgewiesen, dass die bis dahin hochgeschätzte Berberitze als Zwischenwirt für den zu jener Zeit besonders gefürchteten Getreideschwarzrostpilz dient. In Frankreich kam es deswegen zu einem erbitterten Konflikt zwischen Getreidebauern und Marmeladeherstellern und in der Folge wurde die

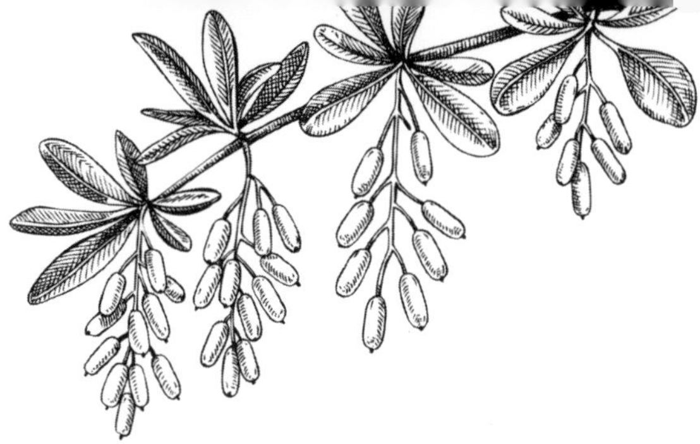

Berberitze in Europa gebietsweise ganz ausgerottet. In Höhenlagen, die für den Getreideanbau weniger geeignet sind, unterblieb dies, der Berberitzenstrauch mit seiner ausgezeichneten Heilwirkung durfte bleiben.

Vielfältige Möglichkeiten zum Hausgebrauch

Schon lange ist bekannt, dass die sauren Beeren wertvolle Inhaltsstoffe enthalten. Nach modernem Verständnis ist es der hohe Anteil an Apfelsäuren und vor allem an Vitamin C, der die Berberitze so wertvoll macht. Ein Teeaufguss soll bei Gelbsucht und Leberleiden ausgezeichnet helfen. Aber auch zur Blutreinigung und bei Darm- sowie Magenproblemen wird die Berberitze empfohlen. Dabei ist ihren Inhaltsstoffen gegenüber auch Vorsicht geboten. Alle Teile des Strauches enthalten die Wirkstoffe Berberin und Berbamin. Der Verzehr der Rinde oder anderer Pflanzenteile kann eine leichte Vergiftung mit Übelkeit hervorrufen. Die sauren, sehr vitaminreichen Früchte sind dagegen frei von diesen unerwünschten Wirkstoffen und können ohne Einschränkung gegessen werden. Heute nehmen es wieder viele Menschen auf sich, die dornenbewehrten kleinen Früchte in mühsamer Handlese zu ernten. Es lohnt sich! Berberitzen sind eine gesunde und wirklich delikate Grundlage für Kompotte, Säfte und Marmeladen und daher aus der modernen Naturküche nicht mehr wegzudenken.

Rezepte

Getrocknete Berberitzenfrüchte

Berberitzen werden wie andere Beerenfrüchte getrocknet, können aber genauso roh als vitaminreiche Rohkost oder als Beigabe in Müslis oder Joghurt verzehrt werden.

Berberitzenmarmelade

1/2 kg gereinigte Beeren werden mit 500 g Zucker in einer Schüssel vermengt und etwa 1 Stunde stehen gelassen. Nun die Masse aufkochen und unter Umrühren köcheln lassen, bis sie „gut marmeladig" wird. Die noch heiße Masse in saubere Gläser füllen und gut verschließen.

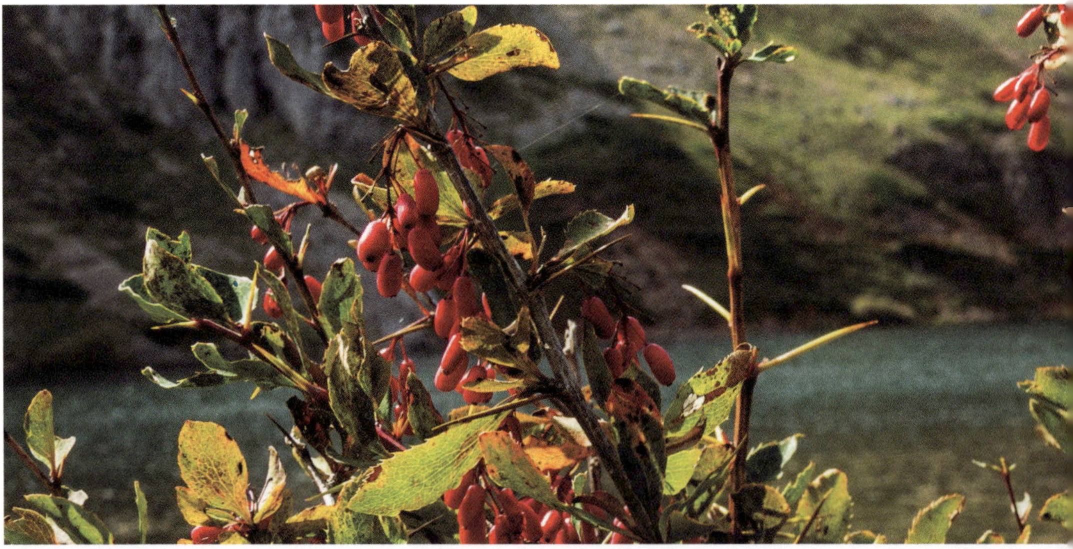

Berberitzen kalt hergestellt

Um die kostbaren Inhaltsstoffe der Berberitze weitgehend zu erhalten, ist eine kalte Haltbarmachung wie bei der Preiselbeere die beste Methode: 1/2 kg reife, gereinigte Beeren und 200 g Zucker, den Saft einer Bio-Zitrone und Orange mit den fein geriebenen Schalen und einem Stamperl Cognac vermischen. Den Saft umrühren, bis sich der Zucker aufgelöst hat. Das ergibt eine marmeladenartige Konsistenz, die mit einem Mixer püriert und so noch verfeinert wird. Dann in Gläser füllen und gut verschließen. Einige Teelöffel in ein frisches Naturjoghurt oder Topfen verrühren und man genießt ein wunderbar erfrischendes Dessert, das an heißen Tagen besonders gut schmeckt.

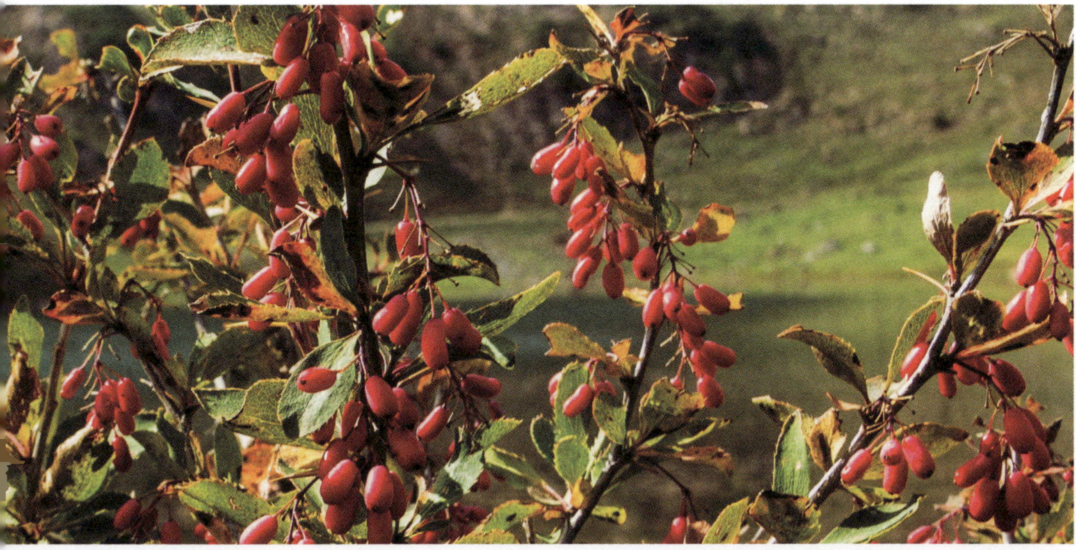

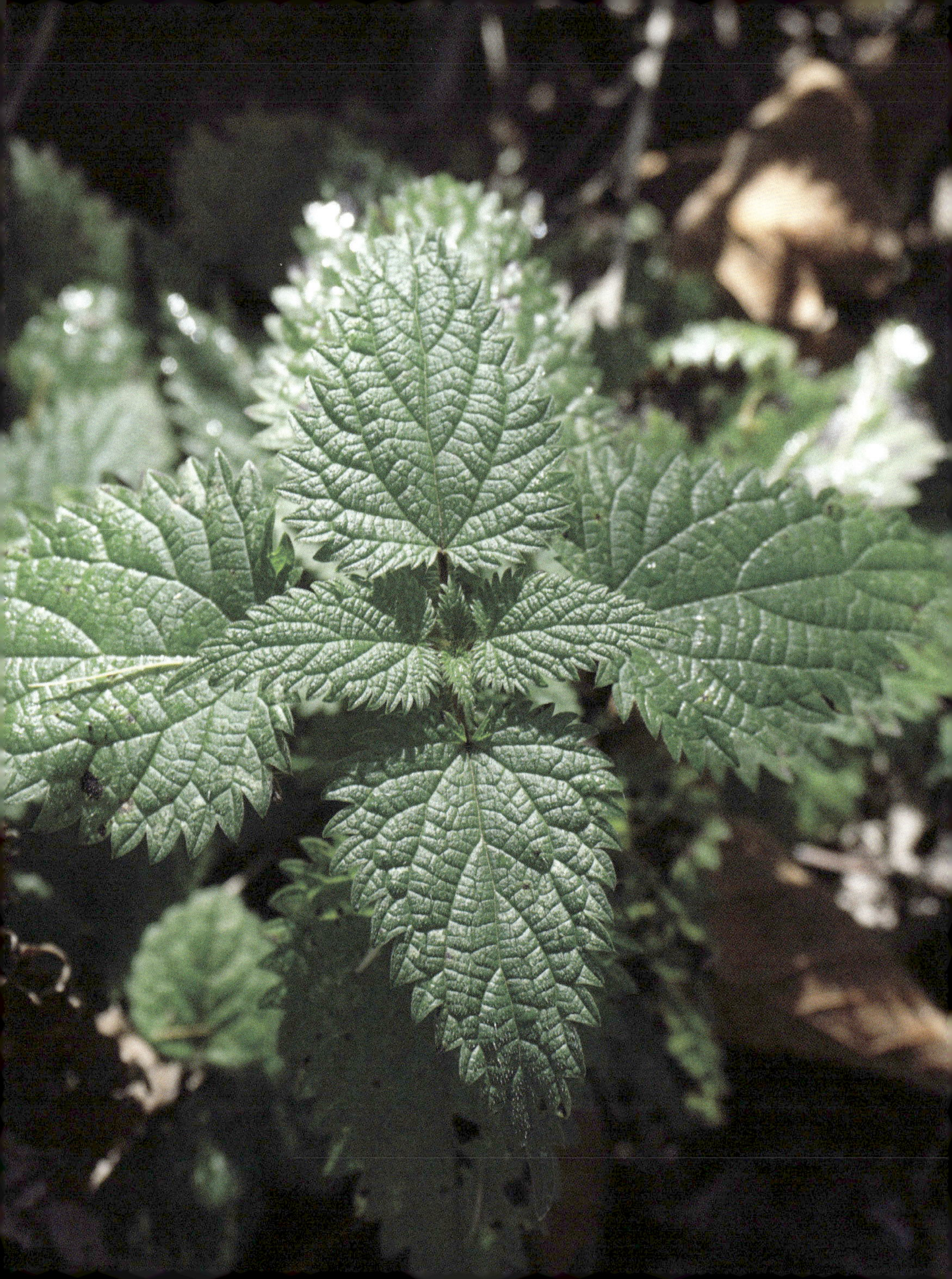

Brennnessel

Einst Armeleuteessen, heute für Gourmets

*

In meiner Kindheit habe ich um die Brennnessel, mitunter auch bekannt als Haarnessel, Hanfnessel oder nur kurz Nessel, einen großen Bogen gemacht – und allen anderen Kindern erging es ganz genauso. Denn die Berührung verursacht schmerzhafte Schwellungen und ein unangenehmes Jucken. Heute weiß ich, dass sich die Pflanze mit ihren Brennhaaren gegen Fressfeinde schützt. Sowie man sie nur leicht berührt, brechen die winzigen Haarköpfchen ab, die scharfen Haarspitzen dringen in die Haut und der ameisensäurehaltige Inhalt (Methansäure und weitere Wirkstoffe) ätzt die Wunde. Aber dagegen gibt es ein Mittel: Spitzwegerichblätter neutralisieren rasch die juckenden Stellen.

Beim Pflücken kann man sich mit Handschuhen schützen und bei der Verwendung in der Küche die Blätter mit dem Nudelholz plattwalzen. So kann das Brennen weitgehend ausbleiben.

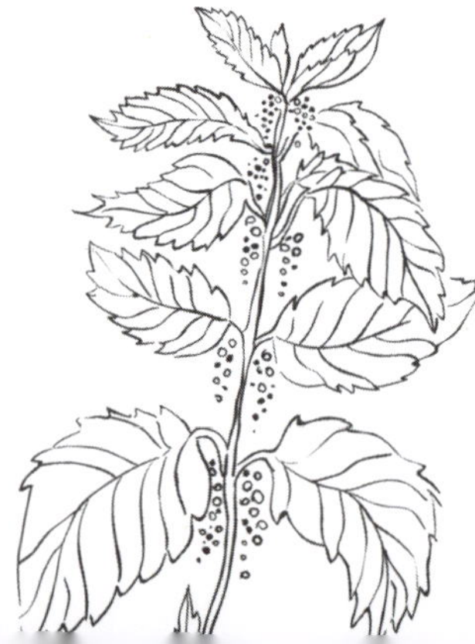

Beliebt schon bei den alten Griechen, wichtiger Wirt für Schmetterlinge

In meinem Berufsleben als Förster wurde ich mit den wunderbaren Eigenschaften dieser in ganz Europa, bis in höchste Lagen gedeihenden und dabei anspruchslosen Pionierpflanze immer besser vertraut. Gleich dem Holunder ist auch die Brennnessel von der Wurzel über Stängel und Blätter bis hin zur Blüte überaus heilkräftig. Das war bereits dem antiken Arzt Hippokrates bekannt, der sie als beste Heilpflanze und wertvolle Nährpflanze lobte. Wertvoll ist die Brennnessel auch als Wirt für Schmetterlinge. Stillschwebende bunte Schmetterlinge erfreuen immer wieder das Auge des Betrachters. Während jene im Lauf ihres kurzen Lebens in der Regel nur Blütennektar und Baumsäfte aufnehmen, leben die Raupen der meisten Großschmetterlinge frei an den Pflanzen. Tagpfauenaugen etwa bevorzugen Disteln, Sommerflieder; ihre Raupen hingegen leben auf Brennnesseln.

Wertvolle Jungtriebe

Die krautige Pflanze mit ihren bis zu 8 Zentimeter langen tiefgrünen, grob gezähnten Blättern erreicht eine Wuchshöhe bis zu 1 Meter und mehr. Die Laubblätter sitzen auf einem unverzweigten, mit feinen Haaren besetzten Stängel und sind an der Oberseite ebenfalls behaart. Die weißen bis mattvioletten Blüten sind klein und unauffällig. Besonders die Jungtriebe sind gesundheitlich wertvoll, sie enthalten Flavonoide, die Vitamine A und C sowie Eisen und auch Kalium und weitere Wirkstoffe. Zum Sammeln sollte man möglichst von Schadstoffen unbelastete Plätze, abseits von Wohngebieten, Straßen und dergleichen aufsuchen und sich auf die jungen Triebe beschränken. Triebspitzen sind jung und kräftig und auch im Herbst zu finden.

Nährt, reinigt, heilt, kleidet

Einst war die Brennnessel – heute ist das nur mehr einigen Geschichtsfreunden bekannt – unentbehrlich für den Alltag. Um Butter, Fisch und Fleisch frisch zu halten, wickelte man alles in Brennnesselblätter. Denn spezielle Wirkstoffe darin verhindern die Vermehrung von Bakterien. Und bis um 1900 hat die Brennnessel sogar Menschen eingekleidet. Das „Leinen der armen Leute" wurde aus dem Stoff der Brennnessel gewonnen. Auch als Färberpflanze für wachsgelbe und graugrün gefärbte Wolle war die Brennnessel gebräuchlich.

Heute werden ihre Wirkstoffe neu entdeckt, sie ist in die Naturküche der Wohlstandsbürger eingezogen. Viele Menschen schwören auf eine Frühjahrskur mit dem Tee der heilsamen Brennnessel. Sie gilt als Fitmacher, dient zum Energietanken und tut der Gesundheit rundum gut. Frülingstee zum Entschlacken wird auch mit Mischung weiterer Heilkräuter (Birkenblätter, Löwenzahnkraut und -wurzeln, Acker-Schachtelhalm) empfohlen. Brennnesseln machen sich gut in Knödelform und liefern außerdem einen köstlichen Spinat. Ihre Blütenknospen sind ein Leckerbissen auf Müslis oder in Suppen. Auch der Anwendungsbereich in der Volksheilkunde verrät die Vielseitigkeit der Brennnessel. In alten Kräuterbüchern findet die krautige Pflanze bei Leber-, Gallen-, Magen- und Darmleiden bis hin zu Gicht- und Rheumaproblemen Verwendung. Besonders die ausgezeichnete, blutreinigende und blutbildende Wirkung wird immer wieder lobend hervorgehoben.

Im volksheilkundlichen Glauben galt die Brennnessel einst als antidämonische Magiepflanze. Ihr oblag der Schutz von Haus und Hof vor Blitzschlag, Unwetter und bösen Kräften.

Brennnesseltee

Gegen die Frühjahrsmüdigkeit hilft ein bewährtes Hausmittel. Über einen Zeitraum von vier Wochen kurmäßig getrunkener Brennnesseltee weckt zuverlässig die Lebensgeister aus ihrem Winterschlaf:
3–4 TL Kraut mit heißem Wasser übergießen, 3–5 Minuten ziehen lassen, abseihen und täglich einige Tassen trinken. Am besten schon morgens auf nüchternen Magen.

Brennnesselkoch oder Brennnesselspinat

Einst war das Brennnesselkoch eine Speise für arme Leute. Heute sagt man dazu Brennnesselspinat und das Wildgemüse ist als Beilage wie als Fastenspeise wieder sehr gefragt. Ich persönlich bleibe dem Ausdruck Brennnesselkoch treu und mag es am liebsten mit Salzkartoffeln und Spiegelei. So wird's gemacht:
Junge Brennnesseln in Salzwasser weichkochen, abseihen und mit dem Stabmixer durchrühren. Butter oder Margarine anwärmen und etwas Mehl unterrühren, mit wenig Milch aufgießen und gut verrühren. Mit gepresstem Knoblauch, Kräutersalz und Pfeffer nach Geschmack würzen und gut durchmischen.

Brennnesselkiachl vom Chefkoch

Mein Bruder Stefan Mooslechner, ehemals Wirt im Gasthof Neuwirt in Großarl, machte mir gelegentlich eine Freude mit einem Teller frisch zubereiteter Brennnesselkiachl. Diese Art Hausmannskost rechne ich übrigens zu meinen erklärten Leibspeisen. Hier sein Rezept:
Pro Person etwa eine Handvoll Brennnesselblätter in Palatschinkenteig oder – noch zünftiger – in Bierteig herausbacken. Für den Bierteig verrührt man Mehl, Salz und Eier mit hellem Bier, bis ein dickflüssiger Teig entsteht. Brennnesselblätter in den Bierteig tauchen, herausbacken und sofort servieren.

Brennnesselsamen als Würzmittel

Manche Waldkräuter haben ganzjährig Saison und bieten nicht nur für die Gesundheit, sondern auch kulinarisch einiges. Lange unbekannt war mir, dass auch die Samen der Brennnessel überaus gesund sind und ebenfalls in der Küche vielseitig verwendet werden können. Neben den Blättern strotzen auch sie vor Mineralstoffen und helfen gegen Müdigkeit und Stress. Neben Vitaminen (A, B, C, E), finden sich in den Samen u. a. viel Eisen, Eiweiß, Kalium und wertvolle Öle. Die leicht nussig schmeckenden Samen können in Suppen, Salaten, Eierspeisen und Aufstrichen beigemischt werden oder auch getrocknet teelöffelweise zu sich genommen werden. Die Brennnessel hat männliche sowie weibliche Pflanzen. Gesammelt werden v. a. die kleinen Samen der weiblichen Pflanzen. Sie hängen im Gegensatz zu den männlichen Brennnesseln an üppigen Samensträngen nach unten. Die beste Sammelzeit erstreckt sich von Ende August bis Anfang Oktober. Getrocknete und gut gelagerte Samen finden als wertvolle Gewürze eine vielseitige Verwendung.

Brennnesselhonig

Getrocknete Brennnesselsamen werden ohne Fett kurz in einer Pfanne angeröstet und mit grobem Honig vermischt.

„Haarwuchsmittel" Brennnesselsud

Wie man mir öfters erzählte, lässt sich aus Wurzeln und Kraut der Brennnessel ein natürliches Haarwuchsmittel brauen:
Die Pflanzenteile in Essig sanft köcheln lassen, abseihen – in Flaschen abfüllen. Mit dem gewonnenen Haarwasser kurmäßig die Kopfhaut massieren. Ein Erfolg ist nicht garantiert, aber sehr wahrscheinlich.
Auch Pferdemähnen profitieren übrigens von der Kraft der Brennnessel: Wie mir ein Bauer erklärte, war es früher selbstverständlich und allgemein üblich, eine Handvoll getrockneter und zerriebener Brennnesseln unter den Hafer zu mischen. Die Pferde wurden fleischig und fett und ihr Haar erlangte einen auffallend schönen Seidenglanz. Heute bedienen sich dieses Mittels nur mehr wenige Kenner.
Nach wie vor nützen verständige Landwirte die gehackte Brennnessel aber als vitaminreiche Futterbeigabe für Küken, Ferkel und Kälber. Auch im Hühnerstall bringt sie gute Resultate. Mischt man über die nährstoffarmen Wintermonate fein gehackte, getrocknete Brennnesselblätter ins Futter und werden dazu die Hühner in einem warmen Stall gehalten, dann machen sie keine Winterpause beim Eierlegen. Das Federwild, so habe ich in meinem Forstrevier beobachtet, hält sich im Herbst und Frühjahr gern in der Nähe von Nesselstauden auf, wo die Tiere eifrig nach den Samen scharren.

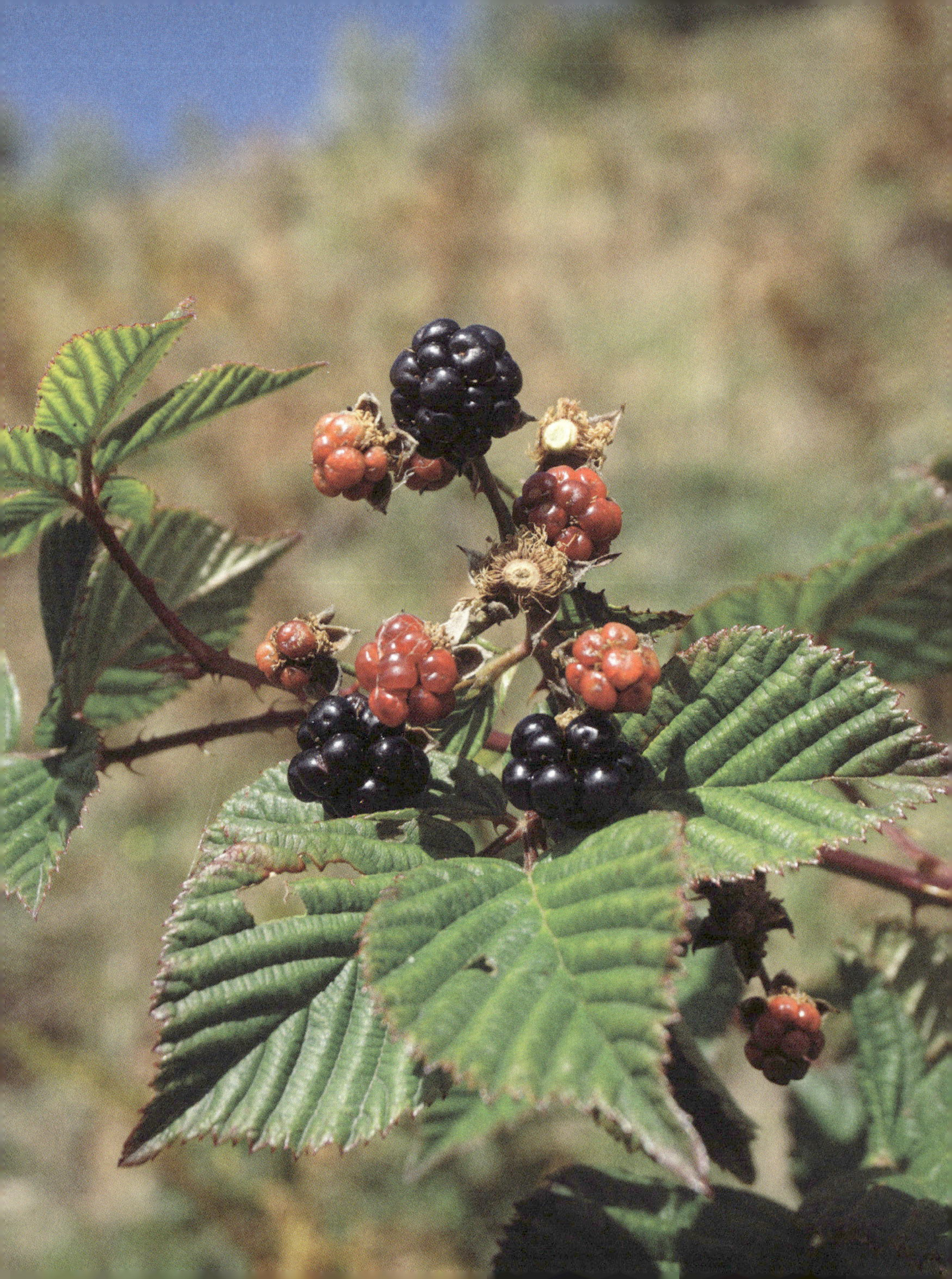

Brombeere

Verlässlicher Vitamin-C-Spender

*

Zu Marmelade, Gelee oder Saft verarbeitet, sind Brombeeren (Brambeeren, Kratzbeeren) ein wunderbarer Genuss. Für die gefiederten und gezähnten Blätter des Brombeerstrauches interessiert sich indessen seit langer Zeit die Pflanzenheilkunde. Schon Hildegard von Bingen wusste um ihre Heilwirkung – und Sebastian Kneipp empfahl sie für einen ausgezeichneten und sehr wirksamen Blutreinigungstee. In unseren Breiten gedeihen die Brombeeren gerne an Hecken, Wegböschungen, verunkrauteten Waldschlägen und allgemein in sonnigen Lagen.

Keine Beeren im botanischen Sinn

Die zwischen 50 und 200 Zentimeter lange, stachelige, meist hängende oder auch am Boden kriechende Brombeerstaude zählt zur Familie der Rosengewächse und ist über ganz Europa verbreitet. Der stachelige Stängel trägt gefiederte, drei- bis fünfteilige gezähnte Blätter. Die Laubblätterstängel werden im ersten Jahr als Sprösslinge bezeichnet. Erst im zweiten Jahr bildet die Pflanze spezielle Seitentriebe. Aus ihren Spitzen bilden sich zwischen Juni und August die Blütenstände mit ihren weißen bis rosafärbigen Blüten. Diese bestehen aus fünf Kelch- und

Kronblättern und über 20 Staub- und Fruchtblättern. Schließlich reift aus der Blüte die köstlich schmeckende, schwarz glänzende Brombeere. Sie besteht aus kleinen Früchten, von denen jede einen kleinen Samen enthält. Botanisch gesehen handelt es sich also nicht um Beeren, sondern um Sammelsteinfrüchte, die aus den einzelnen Fruchtblättern hervorgegangen sind.

Brombeeren werden vor der Fruchtreife oft mit Himbeeren verwechselt, deren drei- bis siebenzählige gefiederte Blätter im Unterschied zur Brombeere meist weißfilzig und stachellos sind.

Brombeeren halten jung und fit

Die reifen Früchte spenden Gerbstoffe, organische Säuren und Pflanzenfarbstoffe (Flavonoide und Anthocyane), die antioxidative Eigenschaften haben und unsere Gefäße elastisch erhalten. Die rotblauen, dunkelblauen und violetten Pflanzenfarbstoffe (Anthocyane) finden sich auch in den Schwarzen und Roten Johannisbeeren, Holunder-, Heidelbeeren und Sanddornmark. Sie unterstützen den Organismus mit ihrer Heil- und Regenerationswirkung.

In Verbindung mit Vitamin C wird diese gesund und jung erhaltende Wirkung noch verstärkt. In der fortschrittlich orientierten Heil- und Ernährungskunde gewinnen Pflanzenfarbstoffe immer mehr an Bedeutung.

Brombeerblättertee

Die Blätter kann man von Anfang Juni bis Ende August leicht selber sammeln – einfach mit einer Schere abschneiden und im luftigen Schatten schonend trocknen, zur Aufbewahrung in ein dunkles Glas füllen. Der in Blättern und Blüten enthaltene Gerbstoff wirkt stopfend. Der Tee hilft bei Durchfall, gegen Fieber und als Gurgeltee bei Entzündungen im Rachenraum:

2 gehäufte TL Brombeerblätter mit 1/4 l kochendem Wasser übergießen und etwa 10–15 Minuten ziehen lassen.

Brombeersaft gegen Heiserkeit

Schluck für Schluck getrunken, hilft der wohlschmeckende Saft bei Heiserkeit:

Dazu die Beeren mit wenig Wasser weich kochen und durch ein Tuch seihen. (Die rohen Früchte können auch im Dampfentsafter entsaftet werden.) 1 l Saft mit 400 g Einmachzucker mischen und 5 Minuten kochen. In Flaschen abfüllen und gut verschließen.

Haltbarer Brombeersaft (ohne Einkochen)

Mongbäuerin Greti Wiesmann in Embach bei Lend im Salzburger Land hat mir verraten, wie es geht:
Über 3 l Beeren 40 g Zitronensäure streuen, dann 3 l kaltes Wasser darüber gießen, zudecken und 24 Stunden stehen lassen. Durch ein Leinentuch oder feines Tuch abseihen und 2,1 kg Zucker unterrühren. (Bei 1 l Saft sind es 700 g Zucker.)

Brombeermarmelade

1 kg Brombeeren mit 1 kg Zucker vermischen und 30 Minuten kochen. Den Saft einer halben Zitrone zugeben und heiß in Gläser füllen, gut verschließen, kühl und dunkel aufbewahren.
Das Fruchtaroma und die feine Säure der Marmelade passen zu süßen Gerichten ebenso wie zu kräftigem Fleisch. Gefüllte Palatschinken, Obsttorten oder Blechkuchen mit Brombeermarmelade belegt sind ein kulinarischer Leckerbissen. Man kann die Marmelade auch mit Speisetopfen und Obers zu einer fruchtigen Creme verarbeiten.

Rohe Früchte zum Dessert

Die schwarzblauen Früchte sind gesund und schmecken hervorragend. Wegen des hohen Vitamin-C-Gehaltes sollten sie möglichst rasch verzehrt werden. Sehr schmackhaft sind die frischen Beeren mit leicht gezuckertem Schlagobers oder auch mit einem Joghurt.

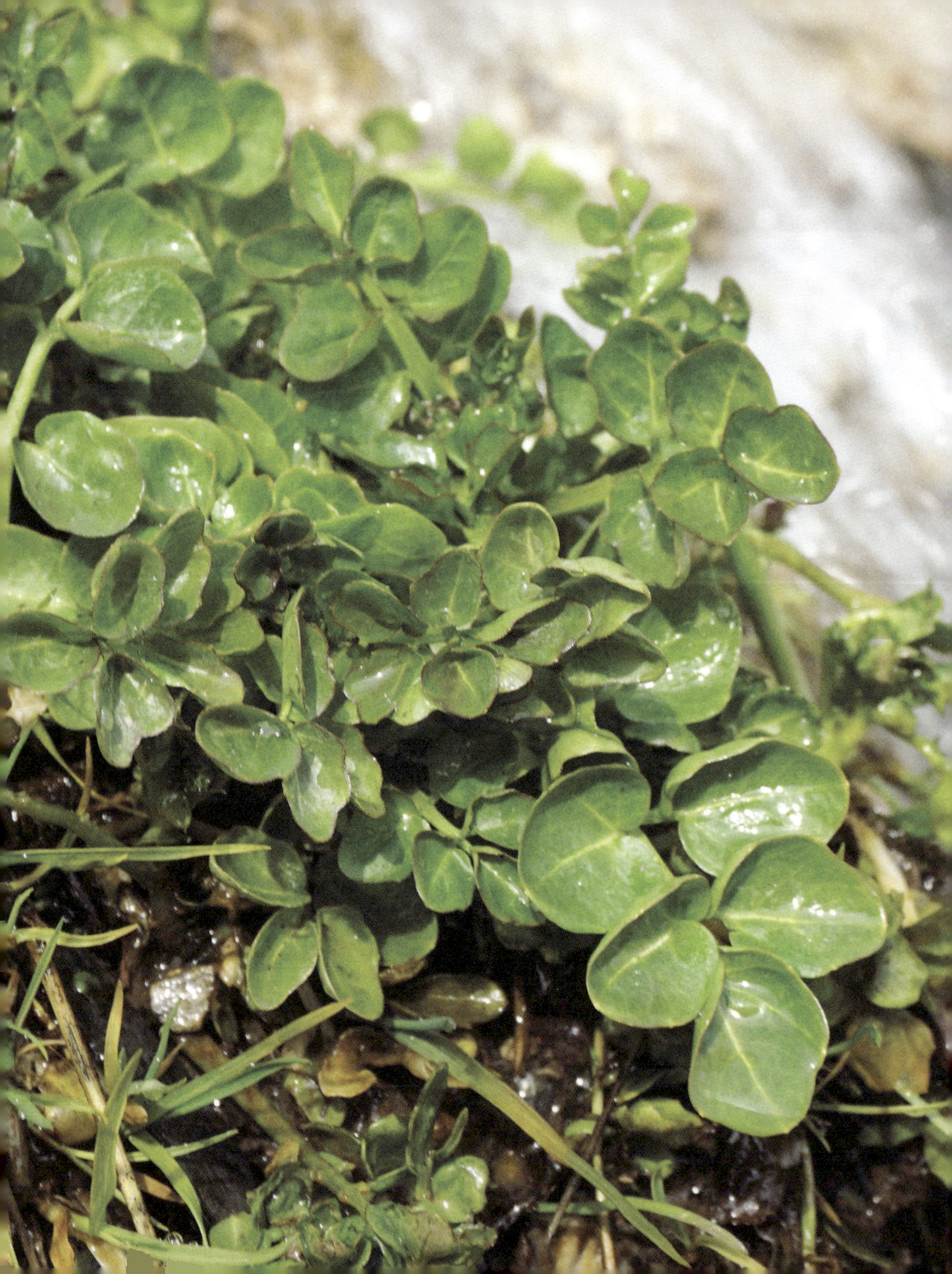

Brunnenkresse

Erweckerin der Lebensgeister

*

Die Brunnenkresse war schon in der antiken Welt ein Naturgemüse von höchster Güte. Die alten Ägypter, Griechen und Römer schätzten sie als Heilpflanze wie als Nahrungsmittel und kultivierten sie für den Anbau im Garten. Als Wildkraut ist sie bei uns als Bach-, Wasser- oder Bitterkresse bekannt. Die für Umwelteinflüsse extrem sensible Pflanze bevorzugt fließendes, nährstoffreiches Wasser und wächst an Quellen, Bächen und Teichen. Sauberes Wasser ist Voraussetzung für ihr Gedeihen. Es darf kalt, aber nicht eiskalt sein. Unter 7 °C kommt das Wachstum der Pflanze zum Stillstand. Ich denke noch oft an die eindringlichen Worte meines alten Lehrförsters, der mich auf die wunderbare Heilpflanze aufmerksam machte: „Dort, wo die wilde Brunnenkresse wächst“, erklärte er mir, „kann man getrost Quellwasser trinken.“ Die Pflanze ist nämlich ein zuverlässiger Qualitätsanzeiger für Wasser.

Eine ausdauernde Pflanze

Die krautige Pflanze, die 15 bis 80 Zentimeter hoch wird, kennzeichnet ein hoher Stängel. Die kleinen, unpaarig gefiederten Laubblätter bestehen meist aus zwei bis vier Fiederpaaren und sind an der Oberfläche glänzend. Die weißen Blüten mit den 3–4 Millimeter langen Kronblättern entwickeln sich je nach Standort im April und Mai und bleiben bis Ende Mai bis Juli erhalten. Die kriechenden Pflanzenteile bilden überall Wurzeln. Wie ich als Revierförster beobachten konnte, gedeiht die Kresse in freier Natur immer seltener. Zunehmend werden die kostbaren Quellen für Nutzzwecke gefasst und abgeleitet, sprudelnde Bächlein mit glasklarem Wasser rinnen nicht mehr so häufig in Gottes freier Natur. Den Rest tragen schädliche Umwelteinflüsse bei. Als Alternative für die wild wachsende Kresse bietet der Markt verschiedene Züchtungen an. Sie können freilich im Geschmack nicht mit der Wildform der Brunnenkresse mithalten. Ein harmloser, jedoch ungenießbarer Doppelgänger der Brunnenkresse ist das Bittere Schaumkraut.

Jahrhundertealtes Heilwissen

Im 17. Jahrhundert setzte man die vitaminreiche Pflanze als Wunderkraut gegen Skorbut ein. Bitterstoffe, Gerbstoffe, Zucker, ätherische Öle, Mineralstoffe und Vitamine sind für die blutaufbauende, appetitanregende, stoffwechselfördernde Wirkung der Kresse verantwortlich. Auch zur Entschlackung, also zur Reinigung und Aktivierung von Leber, Lunge und Magen, wird Kresse in der Naturheilkunde empfohlen. Neuere Studien haben ergeben, dass Brunnenkresse Wirkstoffe enthält, die bei Sinusitis, akuter Bronchitis und bei Harnwegsinfektionen helfen und sogar heilen können.

Die Inhaltsstoffe der Brunnenkresse sind scharf und können bei zu reichlichem Verzehr die Schleimhäute reizen. Die Blätter sollten daher in nicht zu großer Menge und nicht regelmäßig verzehrt werden.

Brunnenkressen lieben feuchte Standorte; wegen der bakteriellen Belastung ist aber eine Ernte an fließendem Wasser zweckmäßig. Durch Zerreiben der Blätter, die einen scharfen Geruch entwickeln und auch auf der Zunge scharf und leicht bitter schmecken, ist die Brunnenkresse leicht zu erkennen. Das Kraut hält sich nicht lange und selbst im Kühlschrank bleibt es nur wenige Tage frisch.

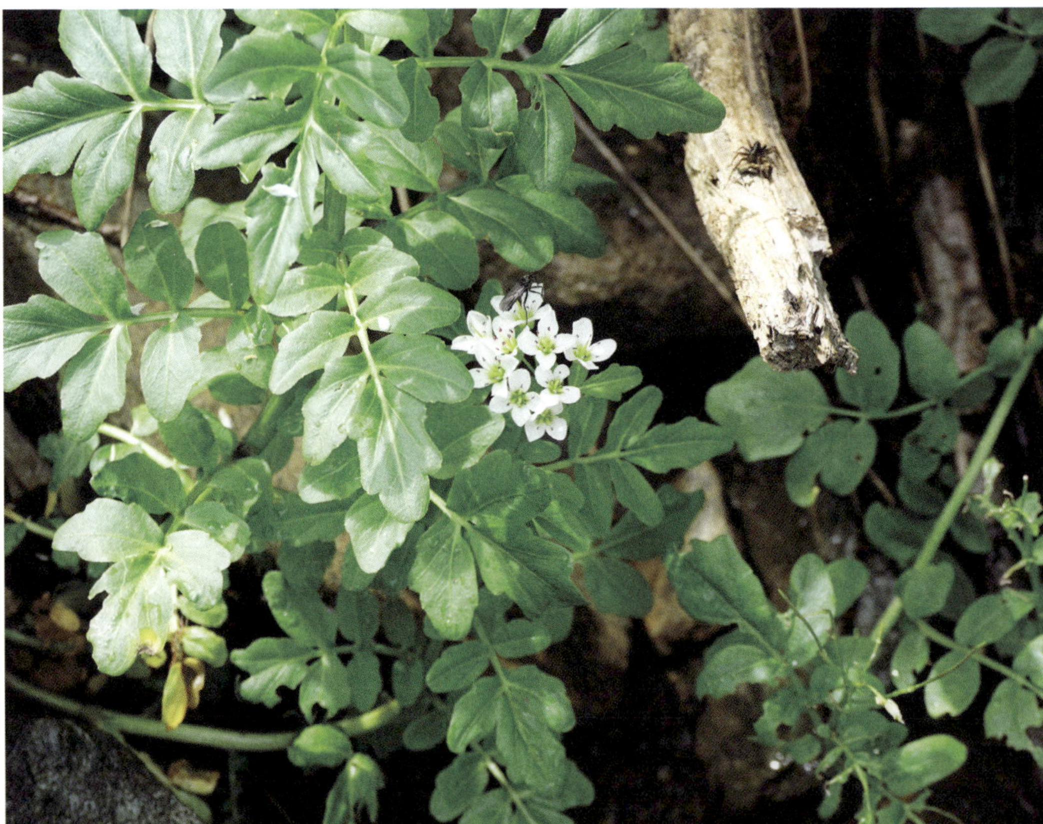

Kartoffel-Kresse-Salat

Mittlerweile ist das gesunde Naturgemüse sehr beliebt und hat auch in den Küchen wieder vermehrt Einzug gehalten. Salaten, Aufstrichen und anderen Speisen gibt die Brunnenkresse eine delikate, elegant-herbe Geschmacksnote. Ich persönlich freue mich jedes Jahr auf meinen selbst zubereiteten Kartoffel-Kresse-Salat:
Die Kartoffeln kochen, schälen, in dünne Scheiben schneiden und mit Kernöl oder Olivenöl, Essig, Kräutersalz, Pfeffer und etwas Naturjoghurt marinieren. Die frisch gepflückte Brunnenkresse gut waschen, abtropfen lassen und klein geschnitten den Kartoffeln und Gewürzen beimengen.

Butterbrot mit Kresse

Vorzüglich schmeckt gehackte Brunnenkresse auf einem Vollkorn-Butterbrot mit etwas Kräutersalz.

Brunnenkressebutter

Mit Brunnenkresseblättern lässt sich Butter schnell und köstlich veredeln. Im Handumdrehen ist der gesunde Genuss tafelfertig:
Frische Butter mit fein gehackten Kresseblättern vermischen und 1 TL Zitronensaft beimengen, 1 Zehe Knoblauch fein gehackt, Kräutersalz und Pfeffer zugeben. Die Kressebutter kann in Alufolie verpackt im Kühlschrank aufbewahrt werden.

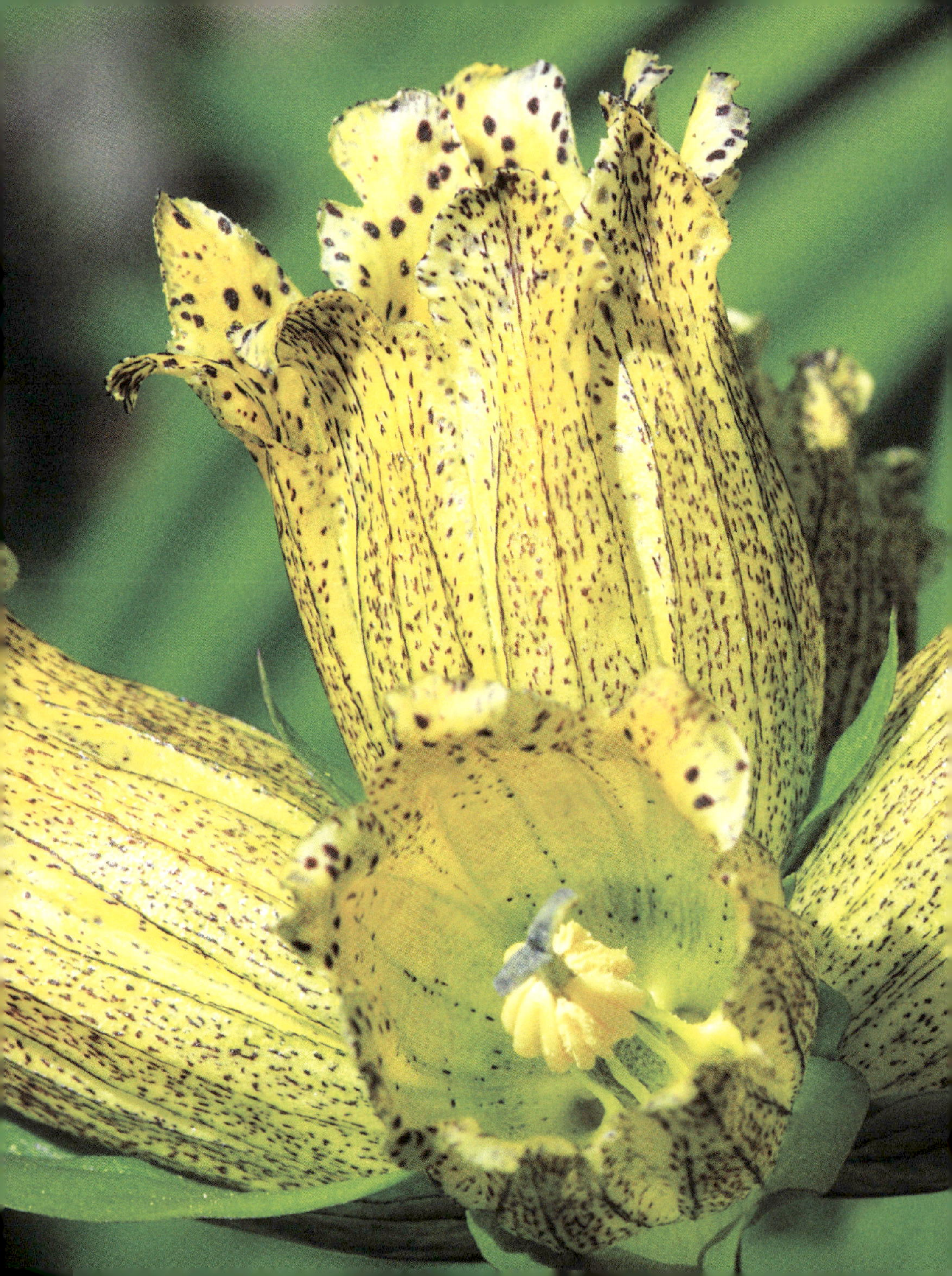

Enzian

Alleskönner aus schlichten Wurzeln

*

Von den hunderten Enzianarten, die bekannt sind, gedeihen etwa 30 in der mitteleuropäischen Naturlandschaft. Für Heilzwecke und Liebhaber von Hochgeistigem sind allerdings nur der Gelbe und der Tüpfel-Enzian von Bedeutung. Der Tüpfel-Enzian ist eher ein Kalkflüchter und gedeiht folglich gut auf Urgestein, Schiefer und Granit. Auf Almweiden im Pinzgau, Pongau und Lungau hat er seine bevorzugten Standorte. Der Gelbe Enzian ist dagegen ein Kalkliebhaber. Im Land Salzburg gibt es nur vereinzelte ausgesalbte, also ausgewilderte, von Hand angepflanzte Bestände. Das natürliche Verbreitungsgebiet des Gelben Enzians erstreckt sich von Tirol westwärts. Den Tüpfel-Enzian erkennt man an seinen schmutzig-gelben und dunkel punktierten glockigen Blüten. Beide Arten finden in der Volksmedizin und beim Schnapsbrennen Verwendung. Durch den besonders hohen Gehalt an Bitterstoffen wird allerdings der Gelbe Enzian im Gebrauch bevorzugt. Glaubt man der Legende, stammt der lateinische Name der Pflanze (Gentiana) von einem illyrischen König, der als erster die heilenden Kräfte des Enzians genutzt hat. Nachweislich wurde die Heilpflanze, also wohl ihre Wurzel, schon in der römischen Kaiserzeit für Heilzwecke verwendet.

Langsames Wachstum

Der Gelbe Enzian wächst sehr langsam, wird bis zu 1 Meter groß und kann 50–60 Jahre alt werden. Die Hauptwurzel des starken Wurzelsystems erreicht eine Länge von bis zu 1 Meter und einen Durchmesser von 3–5 Zentimetern. Erst mit etwa 10 Jahren blüht der Gelbe Enzian. Die Blüten bestehen aus je fünf blassgelben Kelchblättern und goldgelben Kronblättern. Die Staubblätter mit den großen Staubbeuteln erreichen annähernd die Länge der Kronblätter.

Der Tüpfel-Enzian mit seinen schmutzig-gelben und dunkel punktierten Blüten blüht in den Salzburger Gebirgsgegenden von Juli bis September und gedeiht in Höhen bis zu 2 500 Meter.

Langer „Run" auf den Enzian

Seit Jahrhunderten schon lockt sie Schnapsliebhaber und Gesundheitsapostel bergwärts, die Jagd auf den heilsamen Enzian. Speziell die Wurzelstöcke wurden hoch geschätzt und zum Brennen und Ansetzen von Enzianschnaps, Kräuterlikören und für die Zubereitung diverser Naturheilmittel in großen Mengen ausgegraben. Manche Gebiete sind daher heute „garantiert frei" vom heilsamen Gelben Enzian. In Salzburg ist der mittlerweile wieder häufiger wachsende Tüpfel-Enzian geschützt. Zum Ausgraben der Wurzel ist eine naturschutzbehördliche Bewilligung erforderlich. Ausnahmen gibt es aber für Almleute, die den Enzian für Viehheilzwecke verwenden. Der Enzian wird heute gezielt angebaut und die Wurzeln sind in Apotheken und Kräuterhandlungen erhältlich.

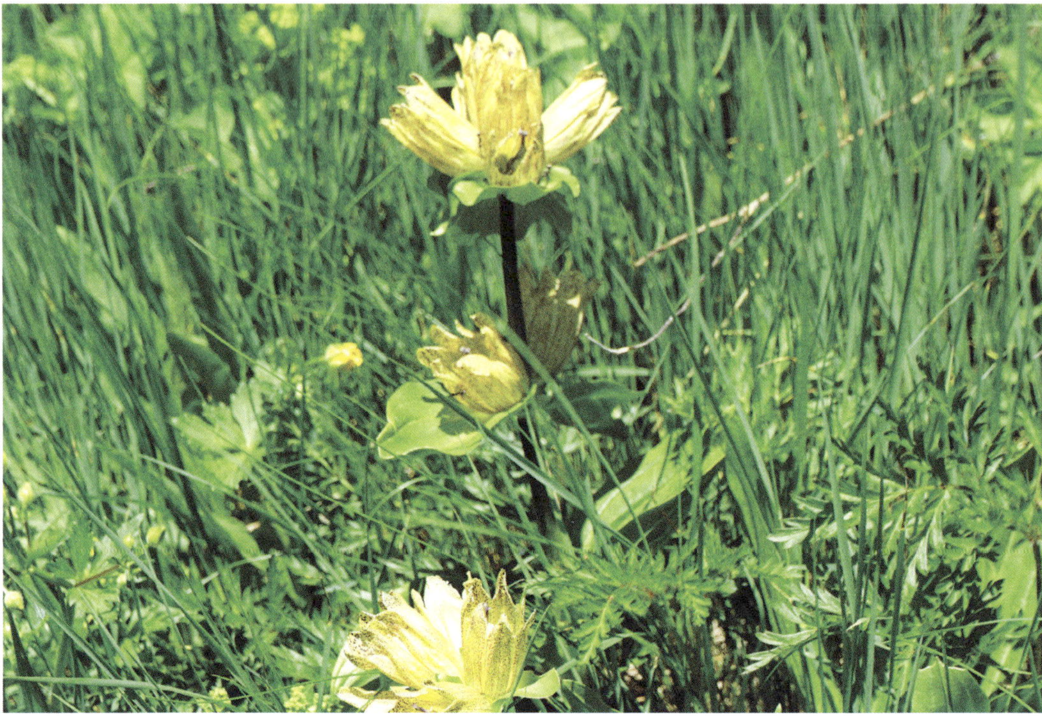

Universalheilmittel der Volksmedizin

In den Kräuterbüchern des Mittelalters wurde der Enzian als eine Art Universalarznei angesehen – und bis heute ist der Anwendungsbereich dieser Heilpflanze höchst vielseitig. Enzian ist bei Magenbeschwerden, Verdauungsproblemen und Appetitlosigkeit, Verstopfung, Rheuma sowie bei Leber- und Gallenbeschwerden hilfreich; er wirkt zudem antibakteriell, kräftigend und stärkt den Kreislauf. Neben anderen Inhaltsstoffen sind es vor allem die verdauungswirksamen Bitterstoffe, die den Enzian für die Volksmedizin so ungemein wertvoll machen. Bei Magen- und Zwölffingerdarmgeschwüren sowie Bluthochdruck wird jedoch vom Gebrauch abgeraten.

Achtung, Verwechslungsgefahr!

Besondere Vorsicht ist beim Sammeln der Wurzeln geboten. In der blütenlosen Zeit ist die Verwechslung mit dem sehr giftigen Weißen Germer möglich. Dabei gibt es ein leicht zu erkennendes Unterscheidungsmerkmal. Beim Enzian sind die länglich-eiförmigen Laubblätter kreuzgegenständig angeordnet, beim Germer stehen sie wechselständig. Zudem sind die Wurzeln beim Enzian außen braun und innen gelblich, Germerwurzeln sind deutlich kürzer und innen weiß.

Rezept und Anwendung

Enziantee

Bei schlechter Verdauung und Magenproblemen kann Enziantee hilfreich sein, um nicht zu sagen: Wunder wirken. Dazu braucht es nicht viel: 1 gehäufter TL Enzianwurzeln mit ca. 1/4 l kochendem Wasser übergießen und 5 Minuten ziehen lassen. Fertig ist der Zaubertrank.

Enziantinktur

Kleingeschnittene Enzianwurzeln mit Weingeist oder Kornschnaps übergießen und den Ansatz in einem gut verschlossenen Gefäß einige Wochen ziehen lassen – je länger, desto mehr Gerbstoffe.

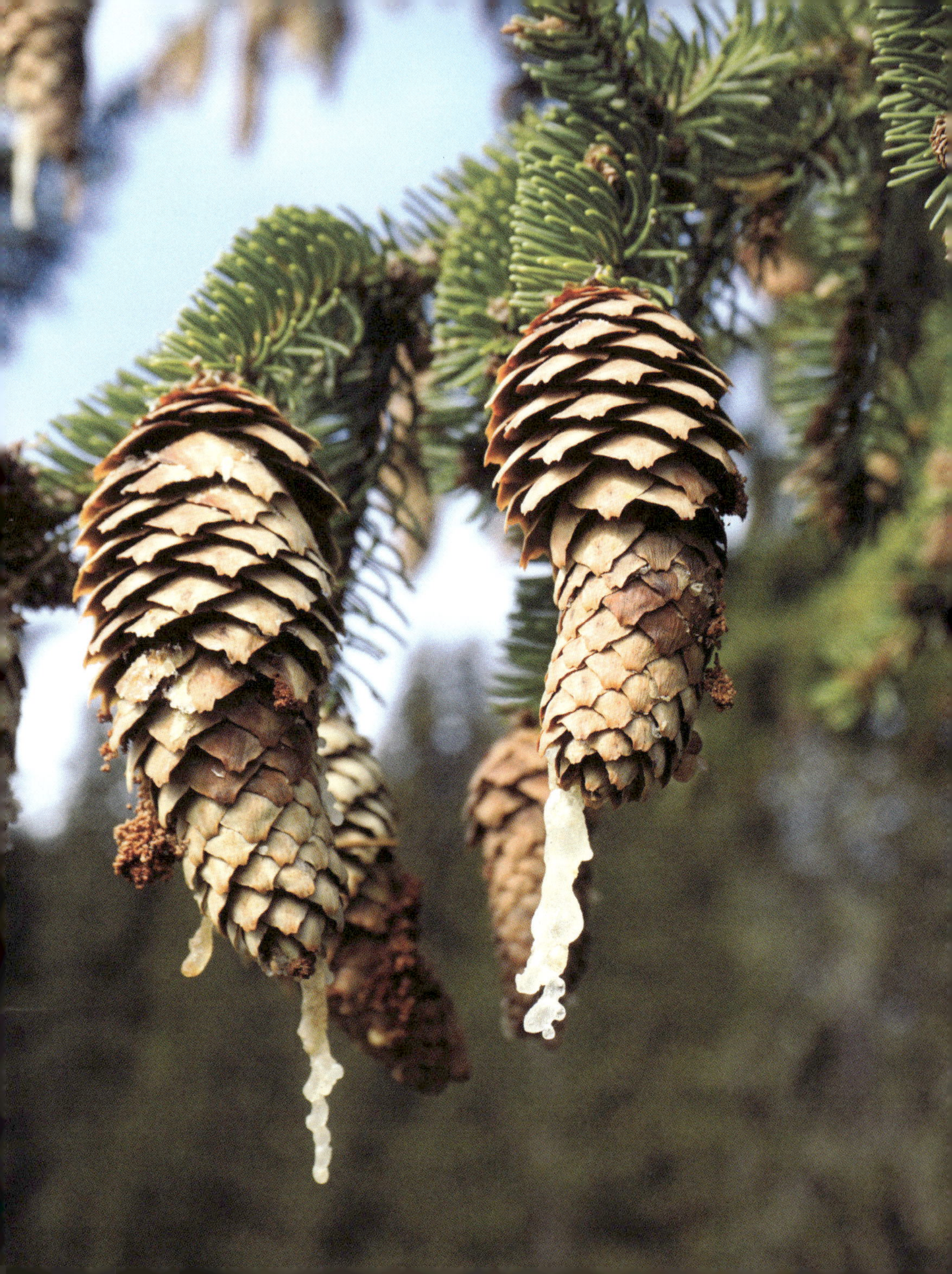

Fichte

Hauptbrotbaum mit beruhigender Wirkung

*

Als Förster der Salzburger Gebirgsregion war ich tagein, tagaus mit unserem Hauptbrotbaum, der Fichte, beschäftigt. Der immergrüne Nadelbaum ist bis zur Baumgrenze hinauf vertreten und in der Forstwirtschaft der bedeutendste Holzlieferant. Das raue Kontinental- und Gebirgsklima sagt der anspruchslosen Fichte besonders zu, Fichtenholz findet in unseren Breiten eine höchst vielseitige Verwendung. Aber auch in der Volksmedizin ist der Nadelbaum nicht unbekannt: Schon in den mittelalterlichen Kräuterbüchern wurden medizinische Anwendungsmöglichkeiten beschrieben.

Idealer Lebensraum

In Gebirgslagen blühen die Bäume gewöhnlich alle sieben Jahre, in gemäßigten Zonen in kürzeren Abständen. Der Klimawandel zeigt auch hier seine Auswirkung, so war der Oktober 2022 der wärmste seit Beginn der Messgeschichte im Jahr 1767, das wirkt sich auch auf die Blütezeit der Bäume aus. Die etwa 1 Zentimeter großen männlichen Blüten gedeihen einzeln an den Spitzen der Vorjahrstriebe. Die weiblichen Blüten stehen in Zapfen zusammen und sind aufgerichtet. Die Zapfen benötigen ein Jahr zur Samenreife. Aus den zunächst rötlichgrünen

Zäpfchen wachsen die braunen, verholzten und nach unten hängenden Fichtenzapfen. Bei Trockenheit öffnen sie die Schuppen und die fruchtbaren, beflügelten Samen verbreiten sich. Die 1–2 Zentimeter langen Nadeln des Baumes stehen einzeln an den Langtrieben rund um die Zweige. Im Gegensatz zu den weichen Nadeln der Tanne sind sie stachelig.

Die immergrünen Fichtenwälder bieten zahlreichen Wildtieren, Vögeln und Insekten einen idealen Lebensraum und ein reiches Futterangebot. Für Gourmets und Gesundheitsbewusste ist die Fichte vor allem wegen ihres Gehalts an ätherischen Ölen von Bedeutung; sie tun Nase wie Gaumen wohl, leisten in Sauna und Naturkosmetik gute Dienste.

Zur Entspannung und Vorbeugung von Krankheiten

Schon in der Frühgeschichte setzten sich Menschen mit der weitreichenden Heilkraft und den vielseitigen Verwendungsmöglichkeiten von Harz (Pech) verschiedener Baumarten auseinander. Wer mit offenen Augen durch den Wald wandert, entdeckt immer wieder Bäume mit goldgelb glänzenden Pechsträhnen. Gleich allen Lebewesen sind auch Bäume verwundbar. Werden sie auf künstliche oder natürliche Weise verletzt, treten ihre Harzkanäle äußerlich in Erscheinung. Zunächst zeigt sich der Baumbalsam an den Wundstellen in zähflüssiger Tränenform, härtet nach einer gewissen Zeit aus und verschließt die Verletzung. Auf wundersame Weise beginnt der natürliche Heilungsprozess.

Im Jahre 1886 erinnerte Sebastian Kneipp wieder daran, dass aus Fichten und Tannenholz gewonnene Harzteile bei verschiedenen Krankheiten ebenfalls heilsam wirken können. Neben der kultischen Verwendung als

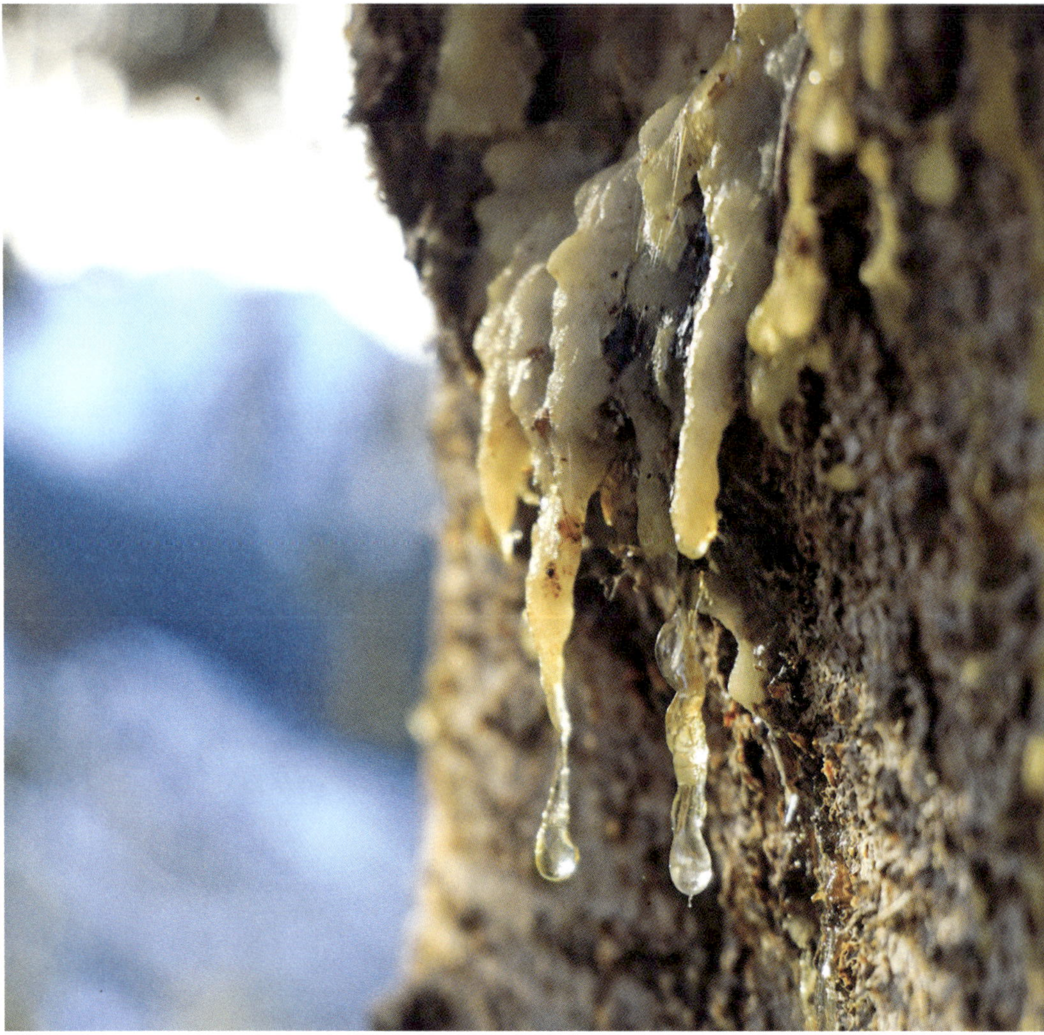

Räucherwerk hat das Harz nach vorklinischen Untersuchungen tatsächlich eine beruhigende Wirkung auf die Psyche der Menschen. Bereits die Holzknechte vergangener Jahrhunderte kannten das „Kaupech“ als Mittel zur Vorbeugung und Heilung diverser Krankheiten. Gekaut wurde nur das erhärtete, rötlich-golden schimmernde Harz; flüssiges Baumharz ist zum Verzehr hingegen ungeeignet.

Jede Baumart besitzt ihr eigenes Harz, das sich in Geruch, Konsistenz und Farbe unterscheidet. Die alten Volkskundigen wussten um die wohltuende Wirkung bei verschiedenen Verletzungen. Wie mir mitgeteilt wurde, kauten die Holzknechte auch kleine Stücke feiner Tannenästchen, bis sich das Holz in Fasern auflöst. So wurden die Zähne gereinigt und gestärkt, über den Speichel gelangen die Inhaltsstoffe zur Magenschleimhaut. Zur Förderung der Gesundheit für Mund und Magen kauten die Holzknechte früherer Zeit auch Tannenharzkörner.

Und in Wipferln frischer Zweige stecken eine Reihe an Inhaltsstoffen wie Harze, ätherische Öle sowie diverse Vitamine. Die hellgrünen weichen Zweige können im Schatten sogar sorgsam getrocknet werden. Ein im Winter zubereiteter Tee leistet gute Verdienste gegen Erkältung. Ätherische Öle können eine Wohltat für Körper und Seele sein. Schon einige Tropfen wirken sich auf Schlaf, Atmung, Kreislauf und Stoffwechsel positiv aus. Bestimmte Duftstoffe sorgen für die Entspannung, den Herzschlag und die Atmung.

Fichtentriebhonig

Produkte aus Fichtentrieben sind altbewährte Heilmittel der bäuerlichen Hausapotheke. Die ätherischen Öle der Nadeln ergeben einen wohlschmeckenden Sirup, fördern die Durchblutung und wirken schleimlösend. Daher finden sie vor allem bei Erkältungskrankheiten und Husten mit Erfolg Verwendung.

Variante 1: Einige Handvoll junge, noch hellgrüne Triebe im April oder Mai sammeln und in 1,5 l Wasser aufkochen, etwas ziehen lassen und filtern. In die Flüssigkeit 1,5 kg Zucker einmischen und bis zu Sirupdicke einkochen.

Variante 2: 1 kg frische Jungtriebe, wie es sie im April und Mai zu sammeln gibt, mit 2 l Wasser aufkochen. Die Masse durch ein Tuch drücken und abseihen, 1 kg Kandiszucker beimengen und bei mäßiger Hitze köcheln lassen. Ständig umrühren, bis eine dickflüssige Masse entsteht. Den Sirup in gut verschließbare und gereinigte Gläser abfüllen und erkalten lassen.

Fichtentrieb-Tee

Bei unreinem Blut und Lungenverschleimung wird in der Naturheilkunde ein Teeaufguss aus jungen Maitrieben empfohlen.

Fichtennadelbad

Gegen Gicht und Rheumatismus werden in der Volksmedizin Bäder mit einem Absud aus Fichtentrieben und -nadeln empfohlen. Ihre Wirksamkeit wird übrigens auch seitens der Schulmedizin bestätigt:
Einige Handvoll Nadeln und zerkleinerte Jungtriebe werden etwa 1/2 Stunde in Wasser gekocht. Der Absud kommt ins Badewasser. Auch bei Nervenschwäche kann ein Fichtennadelbad helfen.

Bad mit Eichenrinde und Fichtennadeln

Die Nadeln der Fichte beinhalten einen hohen Gehalt an ätherischen Ölen. Auch der Gerbstoffgehalt der Eichenrinde sorgt für heilsame Wirkungen: Getrocknete, zerkleinerte Eichenrinde mit grünen Fichtennadeln mehrere Stunden lang ansetzen, kurz aufkochen, abseihen und als Badezusatz ca. 20 Minuten ein Körperbad genießen. Dieses Badevergnügen trägt zur Linderung bei Rheumabeschwerden bei.

Fichtennadelöl

Das harzig-würzig duftende Öl wird aus frischen Nadeln durch Wasserdampfdestillation erzeugt. Um 1 kg Fichtennadelöl herzustellen, benötigt man 500 kg Nadeln, es handelt sich also um ein relativ kostbares Naturprodukt. Das Spektrum seiner Anwendungen reicht von der Parfümindustrie über Wellness-Produkte bis hin zu rein medizinischen wie auch therapeutischen Zwecken. Das Öl wirkt sekretfördernd, also schleimlösend, krampflösend auf die Bronchien, leicht bakterizid und durchblutungsfördernd. Als Bestandteil von Bronchialbalsam hilft das fein-herb duftende Öl zuverlässig bei der Behandlung von Reizhusten und Bronchitis.

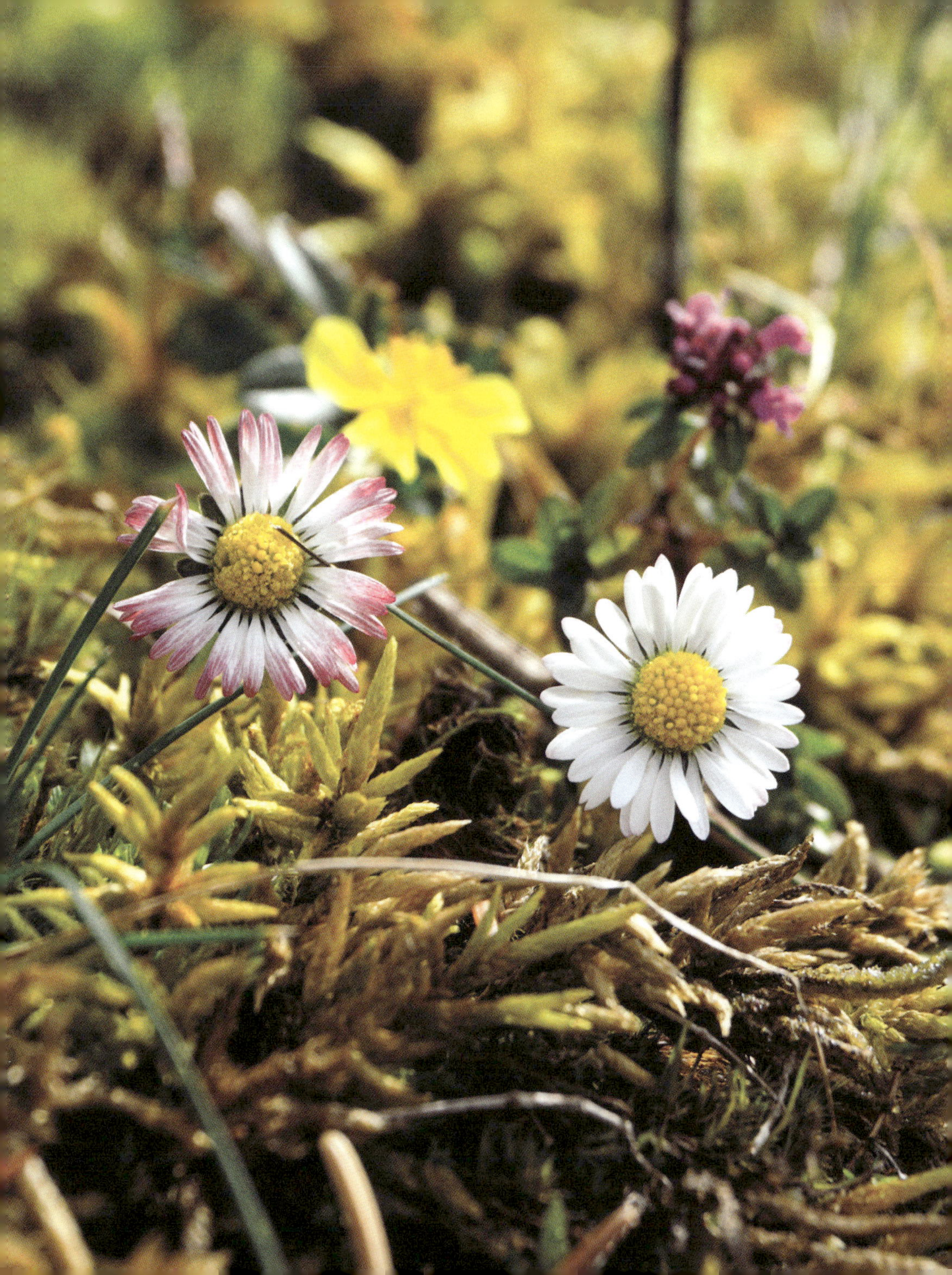

Gänseblümchen

Magen-, Galle- und Lebermittel

*

Während die Gipfelwelt noch im Bann des Winters steht, zeigen vielerorts frühlingshafte Pflanzen ihre bunte Farbenpracht. Das Gänseblümchen, auch bekannt als „Tausendschön“ und „Maßliebchen“, ist eine weitverbreitete, ausdauernde Speicherpflanze und überlebt sogar den Winter im Schnee. Die über weite Teile des Jahres blühende Blume ist unter vielen Namen bekannt und findet in der Volksheilkunde eine vielseitige Anwendung.

Eine der geläufigsten Pflanzen

Da das strahlende Blümchen auf fast allen Wiesen und Berghängen wächst, zählt es zu den bekanntesten Pflanzenarten Europas. Obwohl die normale Blütenzeit von März bis November reicht, hat der vorherrschende Klimawandel schon ein Erblühen in den Wintermonaten Dezember und Jänner zur Folge.

Die Farbe der Blätter ist weiß bis ins zartrosa, die 4–8 Millimeter großen Blüten sind gelblich. Das Blümchen erreicht eine Höhe von 4–15 Zentimetern. Die Pflanze richtet ihr Köpfchen immer nach der Sonne und schließt sich abends sowie bei schlechtem Wetter.

Vielfältige Anwendungsmöglichkeiten

Die höheren Blüten enthalten Saponine, ätherische Öle, Bitterstoffe und Schleim. In der Volksmedizin dient die zierliche Pflanze zur Blutreinigung, als Magen-, Galle- und Lebermittel sowie zur Stoffwechsel- und Appetitanregung. Die Blume ist auch reich an Vitamin C und Mineralstoffen wie Magnesium sowie Eisen.

Aufgrund ihrer Vielzahl heilsamer Eigenschaften werden Gänseblümchen auch gerne in der Naturküche eingesetzt. Blätter, Stiele, Blüten und Samen sind essbar und zudem sehr gesund. Sie eignen sich besonders als Beilagen für Salate und Suppen, aber auch für Dekoration und Zugabe in Süßspeisen. Gänseblümchen verleihen Mahlzeiten und Getränken ein besonderes Aroma.

Anwendung

Blätter für die Wundheilung

Gänseblümchen verschönern fast ganzjährig das Landschaftsbild und tragen auch zur Gesundheit bei. In ihrem Inneren stecken jede Menge heilende Wirkungen. Ein altbekannter Jäger empfahl mir einst das Gänseblümchen als wahres „Wundpflaster".

Dabei werden die Blätter des Blümchens auf die verletzte Stelle gelegt. Als Erste-Hilfe-Maßnahme nimmt das den Schmerz und die adstringierende Wirkung sorgt für eine schnellere Heilung. Bei schwereren Verletzungen ist ärztliche Versorgung in Anspruch zu nehmen.

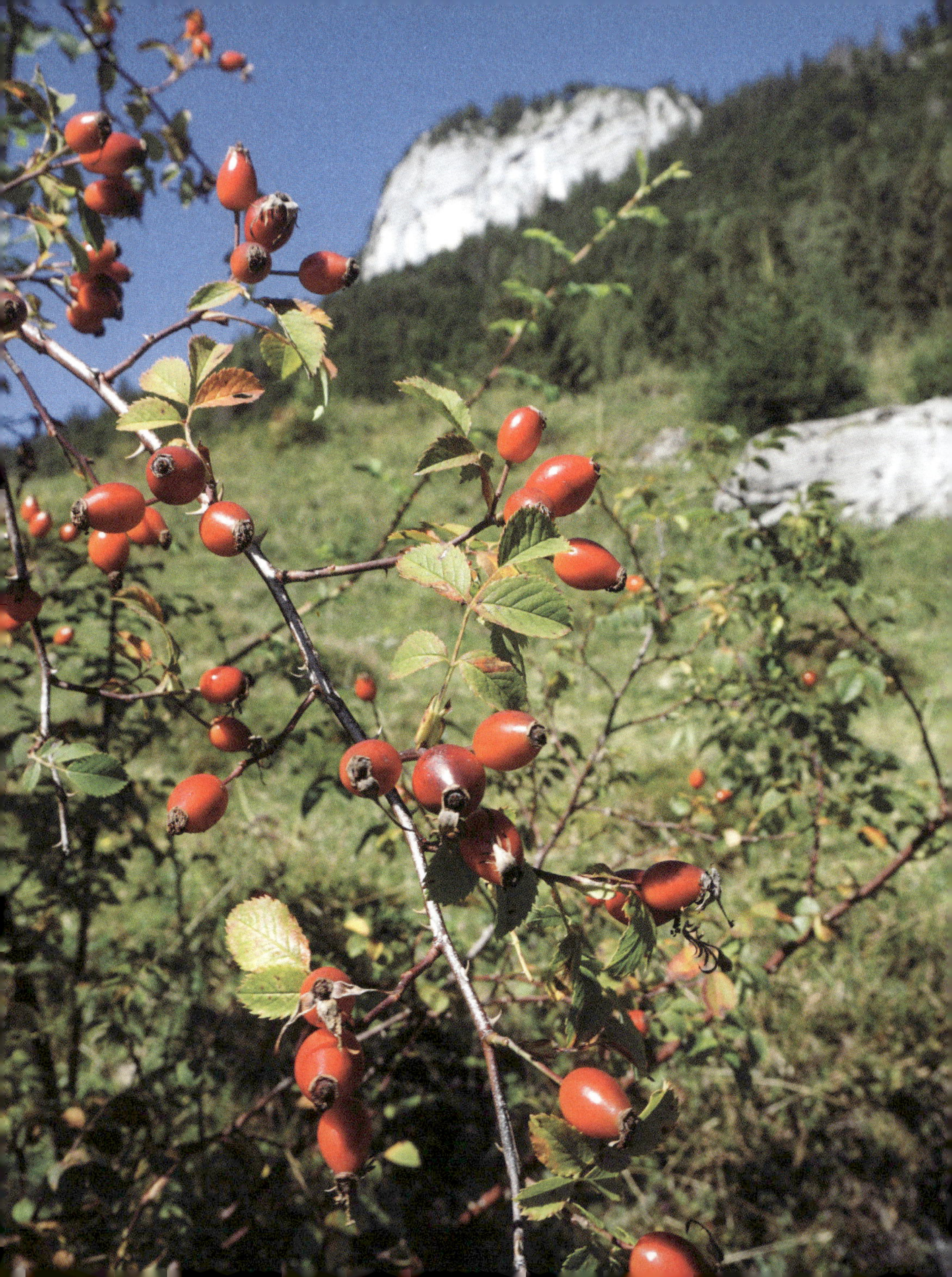

Hagebutte

Hausschatz gegen Erkältungen

*

Weithin leuchten im Herbst und Winter die tiefroten Früchte des Hagebuttenstrauches. An besonnten Hecken, Zäunen, Waldrändern und Weideflächen hat der 80 Zentimeter bis 2 Meter hohe Dornbusch, der in ganz Europa heimisch ist, seine bevorzugten Standorte. Je nach Region heißt er auch Hundsrose, Hetschepetschdorn, Heidrose, Wilde Rose, Heckenrose oder Arzkitzel.

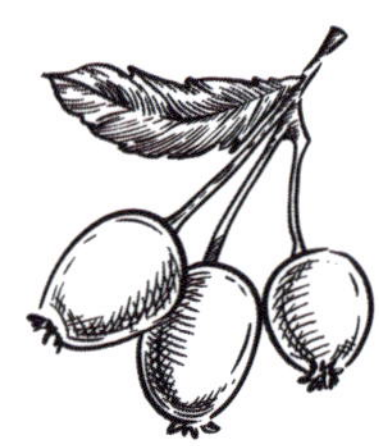

Hecken als bevorzugter Standort

Von Höhenlage und Klima abhängig, trägt die Heckenrose von Mai bis Juni ihre rosafärbigen, duftlosen Blüten. Daraus reifen im August und September die Beeren, die mit Kernen prall gefüllt und feinen Härchen besetzt sind. Das Rosengewächs der Hagebutte, auch als Hundsrose bezeichnet, hat einen sprechenden Namen. Der „Hag“ weist auf die Hecken, wo sie ihre bevorzugten Standorte hat. „Butte“, auf österreichisch „Butz“, ist auf die knopfartige Verdickung der roten Früchte zu beziehen.

Die „wilde Rose“ der Bergleute

Wie anderen Heilpflanzen wurde auch dem Hagebuttenstrauch eine geradezu magische Wirkung zugeschrieben. In manchen Regionen war es Brauch, Hagebuttenkränze an die Stalltür zu hängen, um das Vieh vor Dämonen und Verzauberung zu schützen. Aus Hüttschlag im salzburgischen Pongau, einem alten Bergbauort, ist dazu ein eigener Totenbrauch überliefert. Dort wurden dem Grabschmuck auch Arzkitzel, also Hagebuttenzweige, beigegeben. Das urige Wort lässt sich mit Erzkitzel, also „Erzerwecker“, übersetzen. Denn mit den Holzruten der „wilden Rose“ suchte man, nach der Art des Wünschelrutengehens, nach Erzgängen.

Stärkung der Abwehrkräfte

Heute erfreuen sich die Hagebuttenkerne und Fruchtschalen vor allem in der Volksheilkunde und Hausmedizin großer Beliebtheit. Die Früchte sind reich an Vitamin C und A, enthalten Mineralstoffe, Spurenelemente, Fruchtsäuren, Gerbstoffe sowie Zucker. In den Kernen findet sich der Aromastoff Vanillin. Zur Erhaltung der Gesundheit hat daher wenigstens auf dem Land einst jede Familie im Herbst, wenn die Früchte vollreif sind, einen Vorrat Hetschepetsch angelegt. Ich empfehle allen, das nach Möglichkeit weiter zu pflegen: Denn die Hagebutte wirkt knorpelschützend, lindert Gelenksbeschwerden und verbessert insgesamt die Beweglichkeit. Der hohe Vitamin-C-Gehalt stärkt die Abwehrmechanismen des Körpers gegen Infektionen, vor allem gegen das Auftreten von Erkältungen. Mit Lindenblüten gemischt (1:1) erhält man einen wunderbaren Haustee für die Wintermonate. Die Naturheilkunde schätzt die Hagebutte überdies hinsichtlich der Besserung der Nierenfunktion und bei Blasenleiden. Ihr Gehalt an Vitamin A unterstützt die Sehkraft.

Mit einem scharfen Messer werden die Hagebutten der Länge nach aufgeschnitten und die Kerne samt Haaren entfernt. Nach Trocknung bei künstlicher Wärme (ca. 40° C) können sie in gut schließenden Behältern aufbewahrt werden.

Tipp: Will man die Früchte zur Bereitung von Marmelade, Mus, Wein oder Likör verwenden, so ist es zweckmäßig, sie erst nach einigen Nachtfrösten Ende Oktober oder im November zu pflücken.

Rezepte und Anwendungen

Hagebuttentee

Allgemein gilt, dass der Vitamingehalt eines Früchtetees durch Stehen verliert. Nicht so der Hagebuttentee, der mehrere Stunden seinen vollen Gehalt an Vitaminen behält. Auch das macht ihn besonders wertvoll.
2 TL zerkleinerte Hagebutten mit ca. 1/4 l Wasser übergießen, dann bis zum Sieden erhitzen und kurz kochen lassen. Man kann den Tee mit etwas Honig süßen, was ihn milder und bekömmlicher macht. Allgemein gilt, dass die säurehaltigen Früchtetees eher Morgen- als Abendtees sind.

Hagebuttenmarmelade

Reife, stiellose Früchte entkernen, gründlich auswaschen, sodass die Kerne entfernt sind, und mit etwas Wasser weich kochen; durch ein feines Sieb passieren und mit Zucker (auf 1/2 kg Mus kommen ca. 400 g Zucker) verkochen. Ist die Masse zur Marmelade eingedickt, diese in Gläser füllen und dicht verschließen.
Der gewonnene Vorrat schmeckt köstlich, regt den Appetit an und versorgt den Organismus mit dem im Winter so wichtigen Vitamin C. Eine Delikatesse ist Hagebuttenmarmelade als Beigabe zu Wildgerichten.

Hagebutten roh

Als Kinder haben wir im Herbst nach dem ersten Frost begeistert Hetschipetsch gesucht, also Sträucher mit vollreifen Früchten. Nachdem die Nüsschen entfernt waren, aßen wir das Fruchtfleisch roh. Dazu muss ich noch eine Eigenart der Hagebutte erwähnen: Die Früchte bleiben meist die ganze Winterzeit über am Strauch hängen und sind daher bis in den Frühling genießbar. Je später man sie pflückt, desto süßer und voller im Geschmack werden sie.

Hagebutten als Kaffee-Ersatz

Eine Altbäuerin hat mir einmal diese Jugenderinnerung anvertraut: „Früher, in der schlechten Zeit, als es nichts zu kaufen gab, haben wir Hagebuttenkerne geröstet und als Kaffeezusatz verwendet. Das ergab einen wirklich schmackhaften Kaffee, der auch gesünder war. Speziell Magenleidende haben ihn gern getrunken."

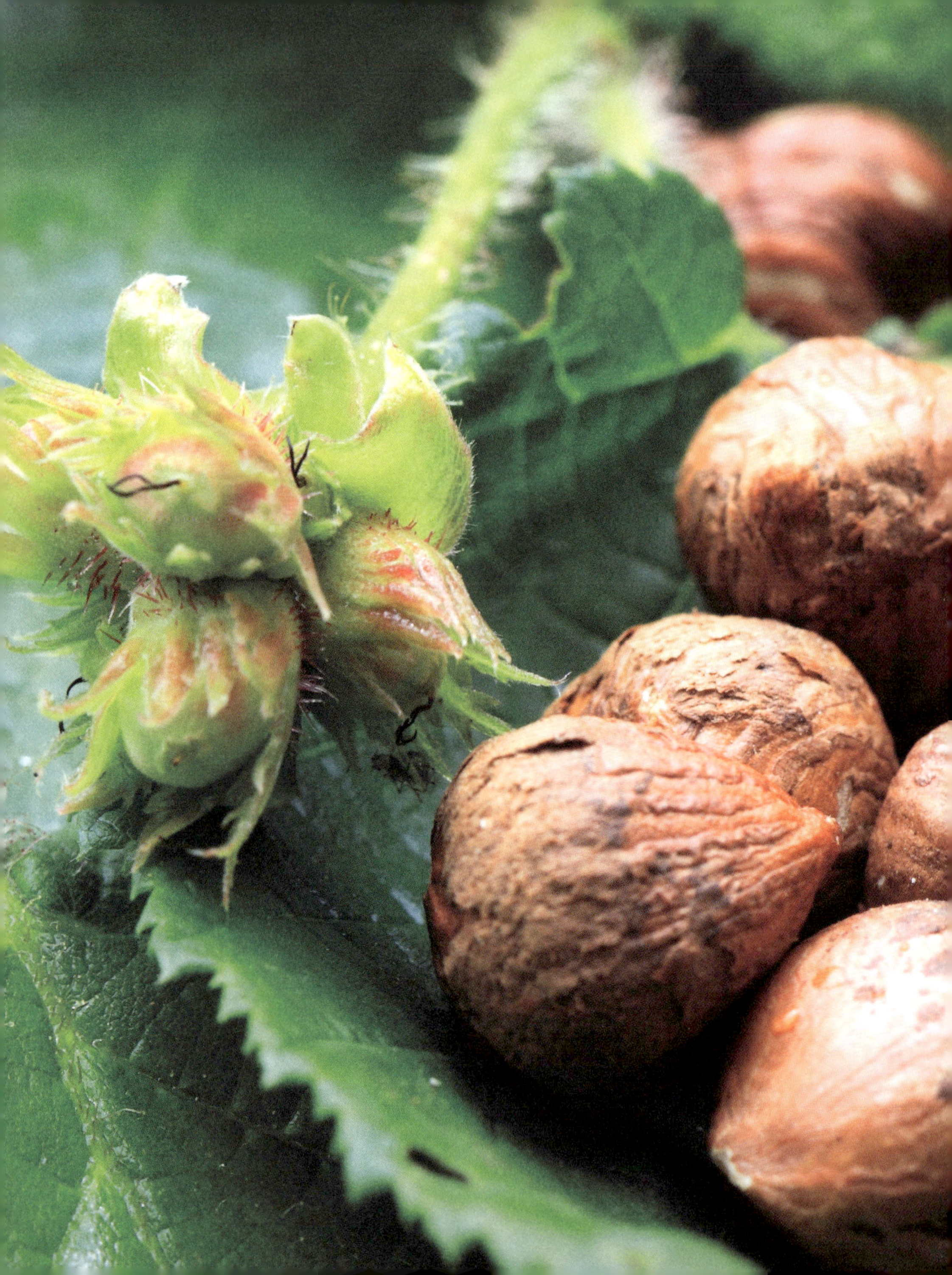

Hasel

Botin von Vitaminen und Mineralstoffen

*

Der Haselstrauch, auch als Hasel, Gemeine Hasel und Haselnussstrauch bezeichnet, zählt zur Familie der Birkengewächse. Mit dem Holunder verbindet ihn die lange kulturelle Tradition in Mitteleuropa. Hasel wie Holunder waren hier speziell in der Frühzeit ein unentbehrliches Nahrungsmittel. Die hartschalige Frucht der Hasel wurde schon in vorgeschichtlicher Zeit gesammelt und angebaut. Von daher verständlich ist ihr Stellenwert in Märchen und Mythen. Als Symbol für Liebe, Fruchtbarkeit und Magie wird der Haselstrauch in den Volksliedern besungen. Keinen Oliven-, vielmehr einen Haselzweig trugen im antiken Rom als Geste des guten Willens die Unterhändler bei Waffenstillstands- und Friedensverhandlungen.

Bedeutsamer Lieferant von Pollen

Der sommergrüne Strauch wird bis zu 5 Meter hoch, bevorzugt nährstoffreiche Böden und viel Licht. Die rundlichen, doppelt gesägten Blätter stehen zweizeilig wechselständig an den Trieben. Die Hasel entwickelt männliche und weibliche Blüten an einem Strauch. Dabei sind die männlichen, 4–8 Zentimeter langen hängenden Würstchen deutlich sichtbar, die weiblichen sind hingegen klein und unscheinbar. Anstatt einer groben Borke weist die Hasel eine glatte, glänzend graubraune Rinde mit waagrechten hellen Malen auf.

Die Hasel ist auch ein wichtiger Pollenlieferant, wobei sich der Klimawandel auf die Blütezeit der Hasel auswirkt. Noch in den 1950er Jahren erblühte der Strauch ab Mitte Februar, gegenwärtig aber schon im Jänner. In den Blättern, Früchten und im Saft finden zahlreiche Wildtiere und Insekten ein willkommenes Futterangebot.

Wertvoll durch ungesättigte Fettsäuren

Die einsamige Haselnussfrucht versorgt uns mit den Vitaminen B, E, den Mineralstoffen Mangan, Schwefel, Kalium sowie Kalzium. Medizinisch bedeutsam ist die Eigenschaft der Haselnuss, dass sie zur Senkung des Cholesterinspiegels beiträgt. Ihr hoher Gehalt an ungesättigten Fettsäuren soll überdies das Risiko von Herz- und Kreislauferkrankungen mindern. Wegen ihres hohen Fettgehalts schimmeln Haselnüsse allerdings leicht. Vorsicht ist geboten – verdorbene Früchte sind gesundheitsschädlich! Auch um das schmackhafte Nussaroma zu bewahren, ist eine rasche Verarbeitung zweckmäßig. Als Buben wussten wir es aus eigener Erfahrung: Frisch gesammelte, reife Nüsse vom Strauch schmecken am allerbesten. In der Küche wird die Haselnuss hauptsächlich für Kekse, Kuchen und diverse Desserts verwendet.

Fruchtbarkeitssymbol und Abwehr von „Hexenzauber"

Neben dem Holunder hat wohl kein anderer Strauch in der Geschichte des Menschen bereits so früh eine derart faszinierende Rolle gespielt wie der Haselstrauch. Schon die Pfahlbaumenschen der Bronzezeit verehrten die Nüsse als wertvolles Nahrungsgeschenk der Natur. Die Hasel galt im Altertum als Symbol der Unsterblichkeit und der Fruchtbarkeit. Viele Haselnüsse im Herbst deuteten auf zahlreiche Geburten im Folgejahr.

Im Volksglauben dienten Haselzweige zur Abwehr von Schlangen und Hexen. Wie die Zweige von Weiden und Hagebutten wurden auch die der Hasel zur Suche von Erzadern und Wasserquellen gebraucht.

Dazu habe ich aus meiner Jugendzeit eine besondere Verbindung zu diesem Strauch: Aus den geradwüchsigen Stockausschlägen und Seitenstämmchen der Hasel fertigten wir die ersten Skistöcke, und aus den biegsamen Ästen schnitzten wir die besten Pfeilbögen. So hat mich die Haselnuss durch meine Bubenjahre begleitet. Bis heute sind die zähen Berg- und Jägerstöcke aus dem Holz des Haselstrauchs. Im Volksglauben schützen Haselnussstecken vor bösem Blick und lassen das Vieh gut gedeihen, so verwenden sie auch Hirten auf der Weide.

Haselnussöl

Aus fein gemahlenen Nüssen wird die edle Delikatesse gepresst. Das klare hellgelbe Öl mit dem ausgezeichneten nussigen Aroma wird zur Zubereitung von Salaten, Suppen, Saucen wie auch für Süßspeisen, Kuchen und Gebäck verwendet.

Haselnuss-Brotaufstrich

Den köstlichen Brotaufstrich für Naschkatzen kann man leicht selber machen. In gut verschließbare Gläser abgefüllt, hält der Aufstrich im Kühlschrank sogar einige Wochen:
200 g fein geriebene Haselnüsse in einer Pfanne ohne Fett ganz leicht anrösten und mit 3–5 EL Sahne und 1 TL Kakaopulver verrühren, bis die Masse gut streichfähig ist. Man kann den Aufstrich auch mit etwas Traubenzucker oder Staubzucker versüßen.

Sitzbad mit Haselnussblättern

In meiner umfangreichen Büchersammlung befinden sich auch mehrere uralte Kräuterbücher. Wie ich daraus entnehmen konnte, werden in der traditionellen Klostermedizin die Blätter der Haselnuss seit langer Zeit zur Linderung von Hämorrhoidenleiden eingesetzt. Die Blätter des Strauchs beinhalten Phenolen, Gerbstoffe und Kieselsäure.
Einige Handvoll getrocknete, fein geschnittene Haselnussblätter mit ca. 2 l kaltem Wasser übergießen, am Herd gut aufkochen und dann abseihen. In einer Sitzwanne mit warmem Wasser vermengen und etwa 15 Minuten das wohltuende Bad genießen.

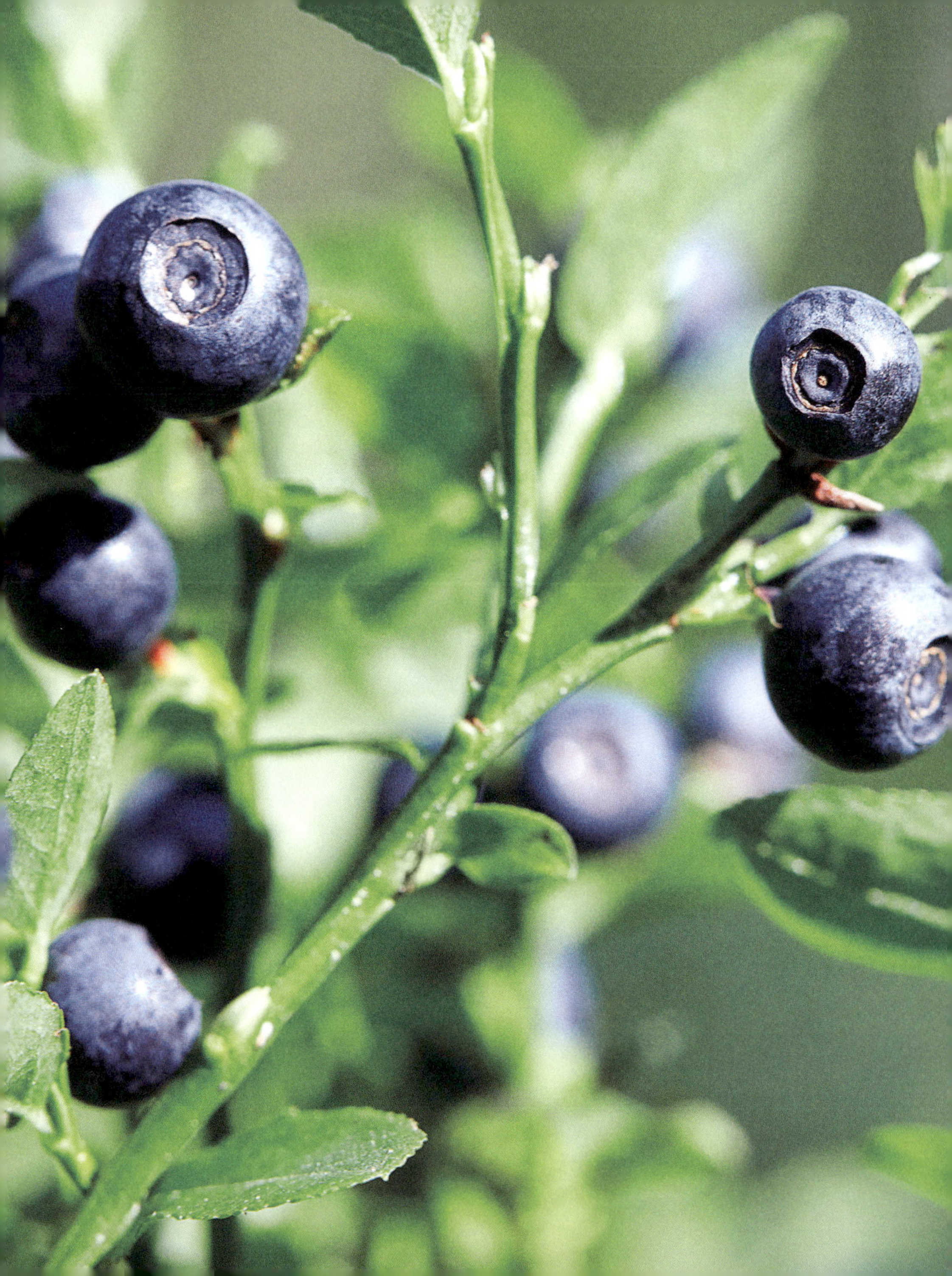

Heidelbeere

Wundheilerin und Nährstofflieferantin

*

Ein Jahr ohne Schwarzbeernocken und Heidelbeerschmarren sind für mich unvorstellbar, ein kulinarisch totes Jahr. Die dunklen Waldbeeren gehören seit Kindheitstagen zu meinen Leibspeisen. An Sommertagen im Wald haben sie uns in jungen Jahren beim Brocken blaurote Finger und Lippen beschert – und natürlich die farblich passenden Flecken auf der Kleidung. Kinder finden so etwas selbstverständlich und Mutti hat ein Auge zugedrückt, wenn unsere Körbe voll mit den prallen dunklen Beeren waren. Gemeinsam war uns schließlich die Vorfreude auf Schwarzbeernocken, Schwarzbeersaft, Marmelade und andere Köstlichkeiten. Nach der offiziellen Bezeichnung heißt sie Heidelbeere. Für uns war und ist es die Schwarzbeere; gelegentlich zu hören ist auch Blaubeere, Waldbeere oder Griffelbeere. Gastronomisch ist sie übrigens in Haubenlokalen genauso beheimatet wie in schlichten Almhütten.

Edler Küchenschatz in blau-rot

Die Heidelbeere gedeiht vorzugsweise auf nährstoffarmen und sauren Böden und ist daher in lichten Waldungen und schattigen Schlägen bis in hochgelegene Alm- und Weidegebiete anzutreffen. Den etwa

10–50 Zentimeter hohen Zwergstrauch mit unbehaarten grünen Zweiglein zieren 2–3 Zentimeter lange, grasgrüne Blätter. Im Unterschied zur verwandten Preiselbeere verliert die Schwarzbeere in der Vegetationsruhe aber ihre Blätter. Ab April beginnt die Blütezeit der Sträucher: Aus den zunächst rundlichen, grünen bis rötlichen Blüten bilden sich von etwa Juli bis September die blaugrauen Früchte.

Myrtillin, Gerbstoffe und Anthocyane tun uns gut!

Die alpenländische Küche nützt die Schwarzbeere sehr vielseitig. Zum Ernten sind sogenannte Schwarzbeerriffel in Verwendung. Die Riffel, auch Raffel oder Blaubeerkamm genannt, wird über den Strauch gestrichen und die Beeren fallen in den Riffelkasten. Leider kommt es dabei fast unweigerlich zu Verletzungen der Sträucher, weshalb ich von dieser Methode abraten möchte.

Nahezu vergessen ist, dass die Heidelbeere auch in der Volksmedizin einen berechtigt hohen Stellenwert einnimmt. Hildegard von Bingen war wohl die erste, die im 12. Jahrhundert ihr Wissen über die heilsamen Kräfte der Heidelbeere auch niedergeschrieben hat. Nach heutigem Verständnis ist es der Gehalt an Gerbstoffen, Vitaminen (C und B6), Mineralstoffen (Magnesium, Eisen, Natrium, Kalium), aber auch an Anthocyanen (griechisch „anthos“ bedeutet „Blüte“, „cyanos“ meint „blau“; es handelt sich um gesunde Blüten- und Fruchtfarbstoffe, die zu den Flavonoiden gehören) und Myrtillin (ebenfalls ein Pflanzenfarbstoff), der die Heidelbeere so wertvoll macht. Besonders die wundheilende Wirkung der Heidelbeere ist medizinisch anerkannt. Sie entgiftet weiters bei Durchfall, tötet schädliche Kolibakterien ab und wirkt blutbildend. Sie hält die Blutgefäße geschmeidig, besonders im Gehirn und in den Augen. Der blaue Farbstoff der Frucht (Myrtillin) ist ein natürliches Antibiotikum und soll die Sehkraft, insbesondere die Nachtsicht stärken. Gute Dienste leistet die Heidelbeere auch bei Zahnfleisch- und Rachenentzündungen, indem sie den Organismus bei der Abheilung und Neubildung des Gewebes unterstützt. Die in den Beeren enthaltenen Anthocyane wirken entzündungshemmend und sind für die Blaufärbung von Mund, Zähnen und Zunge verantwortlich. Die vom Schwarzbeerpflücken blau gewordenen Finger lassen sich übrigens mit den zerriebenen Beeren des Roten Holunders wieder rasch säubern. Frische Schwarzbeeren, sie schmecken naturgemäß am besten, halten in der Regel nur wenige Tage. Aber viele Köchinnen waren erfinderisch in der Entwicklung von naturnahen Konservierungsmethoden – lange vor Einführung der modernen Kühltechnik.

Jägerwissen

In meinem ehemaligen Bergrevier im salzburgischen Embach bei Lend konnte ich beobachten, dass Schwarzbeerblätter eine wertvolle Winternahrung für das Wild liefern. Der Auerhahn, aber auch der Fuchs schätzen die nahrhaften Beeren, doch droht uns Menschen Gefahr vom Fuchsbandwurm. Daher die Beeren vor dem Verzehr immer gründlich waschen, denn es könnten Eier dieses Bandwurmes darauf haften!

Haltbarer Natur-Schwarzbeersaft (ohne Einkochen)

Dieses Spezialrezept, das die Erhaltung der wertvollen Inhaltsstoffe der Beerenfrüchte ohne Abkochen ermöglicht, überließ mir die Hüttenwirtin Gabi Bürgler aus Dienten am Hochkönig (Salzburger Land):
3 l Beeren in ein großes Gefäß füllen und mit 40 g Zitronensäure bestreuen, dann 3 l kaltes Wasser darüber gießen. Die Mischung mit einem Stabmixer oder Kartoffelstampfer zu Brei verarbeiten, dann zugedeckt 24 Stunden stehen lassen. Mit dem Kochlöffel gut durchrühren und durch ein feines Tuch seihen. Der über Nacht durchgesickerte Saft wird weiterverwendet. Dabei gilt: Gleich viel Saft wie Zucker, also auf 3 l Saft kommen 3 kg Zucker, dazu 1 Packung Einsiedehilfe; nun gut umrühren, bis sich der Zucker auflöst. Der fertige Saft wird in Flaschen abgefüllt und kühl gelagert. Den restlichen Beerenrücksatz kann man mit etwas Wasser verdünnen, den Saft sowie die Schale von 3 Bio-Orangen beigeben und mit Gelierzucker aufkochen. So erhält man eine schmackhafte Schwarzbeermarmelade ohne viel Mehraufwand.

Tee mit Heidelbeerblättern

Auch in den Blättern der Heidelbeere befinden sich wertvolle Substanzen wie etwa das heilkräftige Myrtillin sowie Gerbstoffe, Iridoide und Flavonoide. Vor Reifung der Früchte werden die Blätter gesammelt.
Etwa 2 TL getrocknete Blätter mit 1/4 l kochendem Wasser übergießen, 15 Minuten ziehen lassen und abseihen.
Heidelbeerblättertee soll bei Magen- und Darmtraktproblemen Erleichterung bringen und die Harnproduktion steigern.

Schwarzbeernocken

Bei dieser Spezialität muss ich immer noch an die köstlich zubereiteten Nocken meiner Mutter denken:

Variante 1: Man gibt sauber gewaschene Beeren in eine Schüssel, dazu etwas Salz und Zucker sowie einige EL Mehl und vermischt alles mit wenig kalter Milch zu einem nicht zu dünnen Teig. Der mit dem EL geformte Teig wird in heißes Fett oder Öl gegeben und beidseitig angebraten, bis er gut durch ist. Die Nocken können etwas angezuckert und mit einem Glas kalter Milch serviert werden.

Variante 2: Dotter von 3 Eiern mit 50 g Zucker schaumig rühren, leicht salzen, dann 150 g Mehl und so viel Milch beigeben, dass ein dicker Teig entsteht. Das steif geschlagene Eiklar mit den Beeren im Teig vermischen und esslöffelweise ins heiße Pfannenfett geben. Die handgroß gebackenen Nocken mit Staubzucker bestreuen.

Schwarzbeerkompott

1/2 kg gut gereinigte Schwarzbeeren mit 200 g Zucker, 1/16 l Rotwein und dem Saft einer Zitrone vermengen, in etwas Wasser weich kochen und im Saft erkalten lassen. Das Kompott eignet sich wunderbar als Begleiter für Mehlspeisen.

Getrocknete Heidelbeeren

Während frische Beeren eher abführend wirken, können getrocknete Beeren gegen Durchfall und bei Darmstörungen heilsam sein. Gut geeignet für Kinder!

A zünftig's **Schwarzbeermuas**

Die Almwanderung auf die Schernbergalm in St. Veit im Pongau, wo im vertrauten Musikantenkreis gesungen, musiziert und gefeiert wurde, war ein geselliger Höhepunkt in meinem Jahreslauf. Zum Erlebnis des Wiedersehens ergänzte sich eine spezielle Gaumenfreude. Die Sennerin Maria Lercher, Mitterurlsbergbäuerin aus Goldegg, bereitete uns regelmäßig zum Abschluss ein köstliches Schwarzbeermuas. Hier ihr Rezept:
500 g Weizenmehl mit 1 TL Salz und 1/2 l kochender Milch flott durchrühren. Der Teig soll recht mehlig und trocken sein. 250 g Butter oder Butterschmalz in einer Pfanne erhitzen, den Muas-Teig hineingeben, Deckel auflegen und bei mäßiger Hitze schön goldbraun anbraten. Dann die Teigmasse mit der Schaufel wenden und etwas zerkleinern. Den Vorgang wiederholen, bis das Muas gut durch ist, goldbraun und mundgerecht zerkleinert. 1/2 l sauber gewaschene Schwarzbeeren locker einmischen und alles heiß aufwärmen. (Nach alter Sitte wurde das Muas in einer großen Pfanne, aus der alle gemeinsam essen, zusammen mit einer Schale Schottsuppe aufgetischt.)

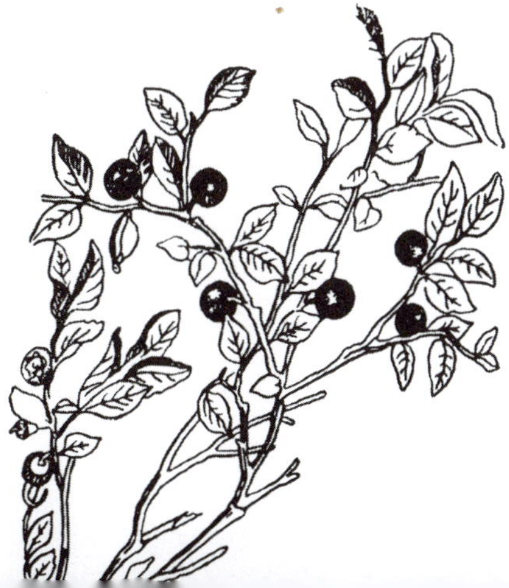

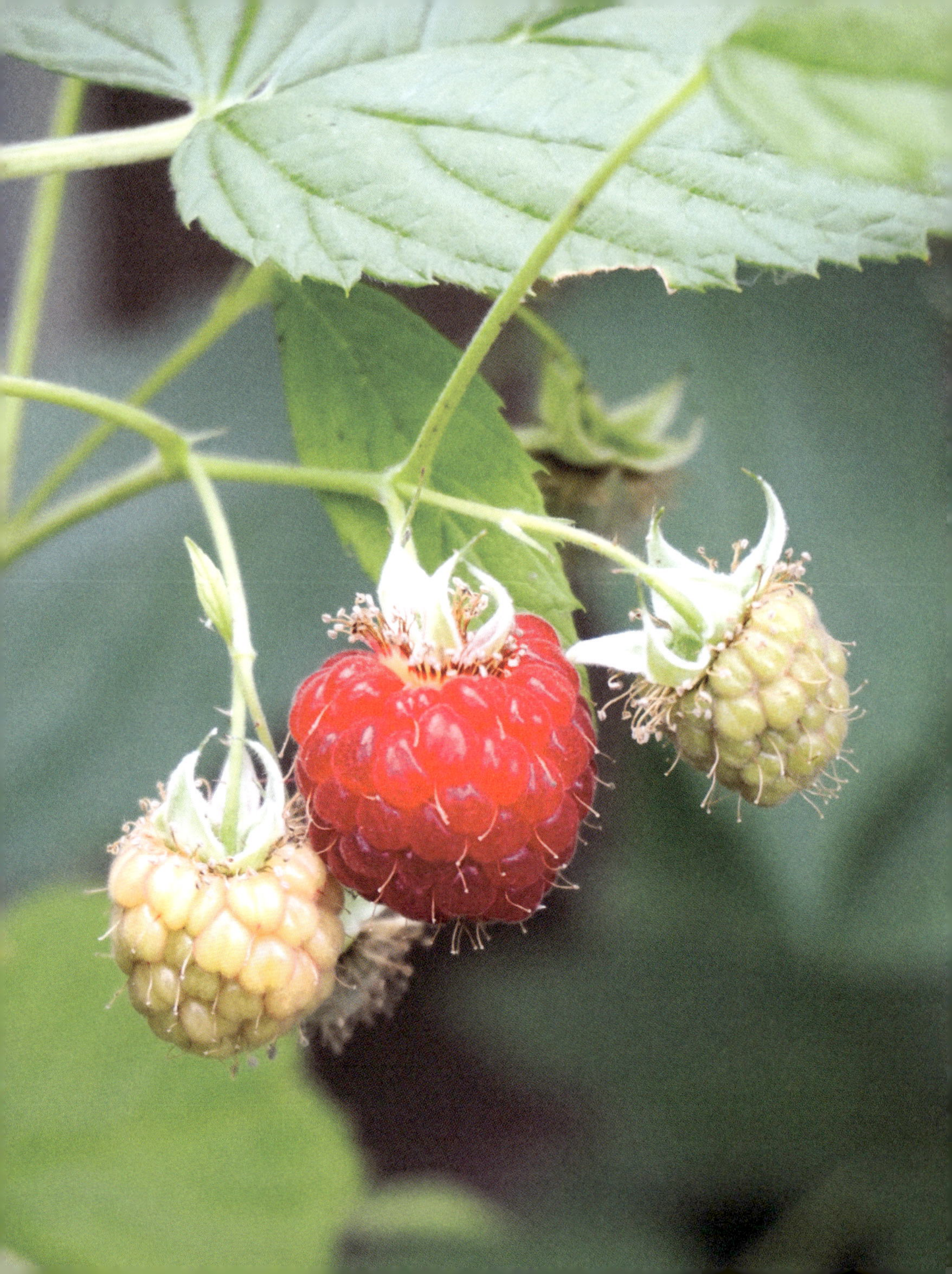

Himbeere

Einsatzvielfalt vom Durstlöscher
bis zur Rheumamedizin

*

Die Wildfrucht wie die Gartenzüchtung der Himbeere (Hohlbeere) waren schon in der Heilkunde und Küche des Altertums vertreten. In den Klostergärten des Mittelalters wurden verschiedene Arten dieser köstlichen süßsauren Frucht gezüchtet und kultiviert. In unseren Alpen wächst die Himbeere massenhaft in lichten Waldungen, Waldschlägen, auf Blößen und auch an Wegböschungen. Auch beim Rotwild (Hirsch) sind Himbeeren als Äsung äußerst beliebt.

Der Name geht laut Sprachforschung zurück auf den althochdeutschen „Hintperi“ und verweist auf die Hirschkuh. Die Beere der „Hindin“ (Hirschkuh) wurde in der Folge abgewandelt zur Himbeere.

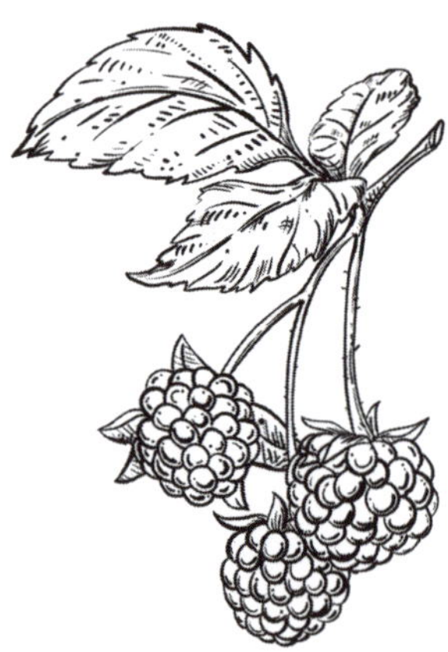

Eine Sammelsteinfrucht

Der 1–2 Meter hohe Strauch ist mit schmalen Stacheln versehen, an den Trieben sitzen wechselständig drei-, fünf- und siebenzählige, gezähnte sowie gefiederte Blätter. Von Mai bis Juni entwickeln sich aus den Blütenständen weiße Blüten, die jeweils fünf Kelch- und Kronblätter und über zwanzig Staub- und Fruchtblätter aufweisen. Aus den Blüten bilden sich im Juli und August hellrote Beeren, die sich zur Reifezeit locker vom Fruchtboden ablösen lassen. Wie die Brombeere zählt die Himbeere zu den Sammelsteinfrüchten. Die Pflanzen vermehren sich über Samen oder vegetativ über Wurzelausläufer.

Beerige Küchengeheimnisse

Die entzündungshemmende und schweißtreibende Wirkung der heilsamen Beere ist seit langer Zeit bekannt. Auch stärken die in den Früchten enthaltenen sekundären Pflanzenstoffe, die sogenannten Flavonoide, unser Immunsystem. Gut und gesund muss kein Widerspruch sein. Die durch die hohe Konzentration von Vitaminen und Mineralstoffen überaus gesunde und aromatische Frucht wird auch gerne roh gegessen. Als Kinder konnten wir kaum die Reifezeit erwarten und suchten mit Vorliebe nach den besten Plätzen im Wald. Direkt von den Sträuchern schmecken die Beeren eindeutig am besten. Himbeeren verderben und verschimmeln leicht, sie sollten deshalb nicht länger als ein bis zwei Tage im Kühlschrank aufbewahrt werden. Werden sie nicht gleich gegessen oder weiterverarbeitet, kann man die Früchte gut einfrieren. Vielseitige Verwendung finden sie in der gesunden Naturküche für Marmeladen, Kompotte, Fruchtsoßen, Säfte und als Geschmacksverbesserer in Mehlspeisen.

Himbeersaft

Wie die Heidelbeere, Preiselbeere, Berberitzenbeere und Holunderbeere enthält die Himbeere viele wertvolle Vitamine und Inhaltsstoffe. Die mit frischem Quell- oder Mineralwasser verdünnten Säfte sind ausgezeichnete Durstlöscher und überaus gesund:
Die Beeren in eine Schüssel geben und zerquetschen. Mit in Wasser aufgelöster Zitronensäure übergießen. Das Fruchtmus 24 Stunden zugedeckt in einem kühlen Raum stehen lassen. Ab und zu umrühren, schließlich die Masse durch ein geeignetes Tuch filtern, den Saft erhitzen und mit Gelierzucker süßen. Den fertigen, haltbaren Saft in Flaschen abfüllen.

Haltbarer Himbeersaft (ohne Einkochen)

Über 3 l Beeren 40 g Zitronensäure streuen und mit 3 l kaltem Wasser aufgießen. Das Gefäß gut zudecken und 24 Stunden stehen lassen. Durch ein Leinentuch oder feines Sieb abseihen und in den Saft 2,1 kg Zucker einrühren. (Das sind 700 g Zucker auf 1 l Saft.)

Himbeerlimonade

1 l Trinkwasser oder Mineralwasser mit etwas Himbeersaft sowie dem Saft von 2 Zitronen mischen und nach Belieben süßen. Ein wahrhafter Durstlöscher!

Himbeerblättertee

Himbeerblätter kann man leicht selber sammeln und trocknen, am besten im Frühjahr. Therapeutisch wertvoll sind sie vor allem durch ihren hohen Gerbstoffgehalt. In der Mischung mit Erdbeerblättern, Brombeerblättern, Heidelbeerblättern, Birkenblättern und Hagebuttenkernen lassen sich viele Varianten von Gesundheitstees herstellen – mit einer breiten Palette an Heilwirkungen.

2–3 TL Himbeerblätter pro Teetasse heiß überbrühen, 5 Minuten ziehen lassen und abseihen. Der Tee schmeckt gut, stärkt das Herz und den Organismus, und wird auch bei Durchfall, Nierenleiden sowie rheumatischen Beschwerden empfohlen.

Himbeermarmelade

Einkochen ist die bewährte Methode, um die kostbaren Früchte auf Monate und sogar Jahre hinaus haltbar zu machen: 1 kg Himbeeren mit dem Saft einer halben Zitrone und 500 g Gelierzucker 2:1 verrühren und erhitzen. Je nach Packungsangabe kochen lassen und die Marmelade in saubere Gläser mit Schraubverschluss oder in Gläser mit Glasdeckel (Gummiringe) einfüllen.

Eine sehr schmackhafte, säuerliche Note erhält die Marmelade durch Beigabe von Rhabarber: 600 g Himbeeren sowie 500 g geschälte und in Stücke geschnittene Rhabarberstangen, 1 l Orangensaft und 600 g Gelierzucker (2:1) in einem Topf vermengen und 5 Minuten zum Kochen bringen. Die Marmelade in saubere, gut verschließbare Gläser füllen.

Himbeeressig

Himbeeressig eignet sich sehr gut für die Zubereitung von Salatsaucen. Blattsalaten als Beilage zu Gerichten mit Schweinefleisch verleiht Himbeeressig eine besonders edle Note. Aber auch in vielen Rohkostsalaten überzeugt sein feines Aroma.

Variante 1: 1/2 l Himbeersaft und 1/2 l Apfelessig mischen und mit 500 g Zucker sowie 1 l Wasser zu einem Sirup einkochen, gut verrühren und in Flaschen abfüllen.

Variante 2: 100 g Himbeeren in eine Flasche füllen und mit 250 ml trockenem Weißwein und 50 ml Essigessenz übergießen. 14 Tage an einem sonnigen Platz stehen lassen. Wenn die Flüssigkeit vom Farbstoff der Beeren rötlich wird, ist der Essig fertig.

Himbeer-Joghurt-Eis

Für heiße Tage ein krönendes Dessert. Dieses Himbeer-Joghurt-Eis kann man leicht selber zubereiten:

200 g Himbeeren, 250 g Naturjoghurt, 150 g Zucker und 1 EL Zitronensaft im Mixer fein verrühren und die Masse einfrieren oder in der Eismaschine zubereiten.

Himbeer-Blätterbad

Auch die Blätter der Himbeere enthalten Gerbstoffe und Flavonoide. Ein wohltuendes Fußbad wirkt auf den ganzen Körper entspannend:

Eine Schale getrockneter Himbeerblätter in einer Wanne mit heißem Wasser übergießen und bei geeigneter Temperatur 10–15 Minuten die zuunterst liegenden Gliedmaßen baden, sodann gut trocknen und mit einer geeigneten Salbe leicht einmassieren.

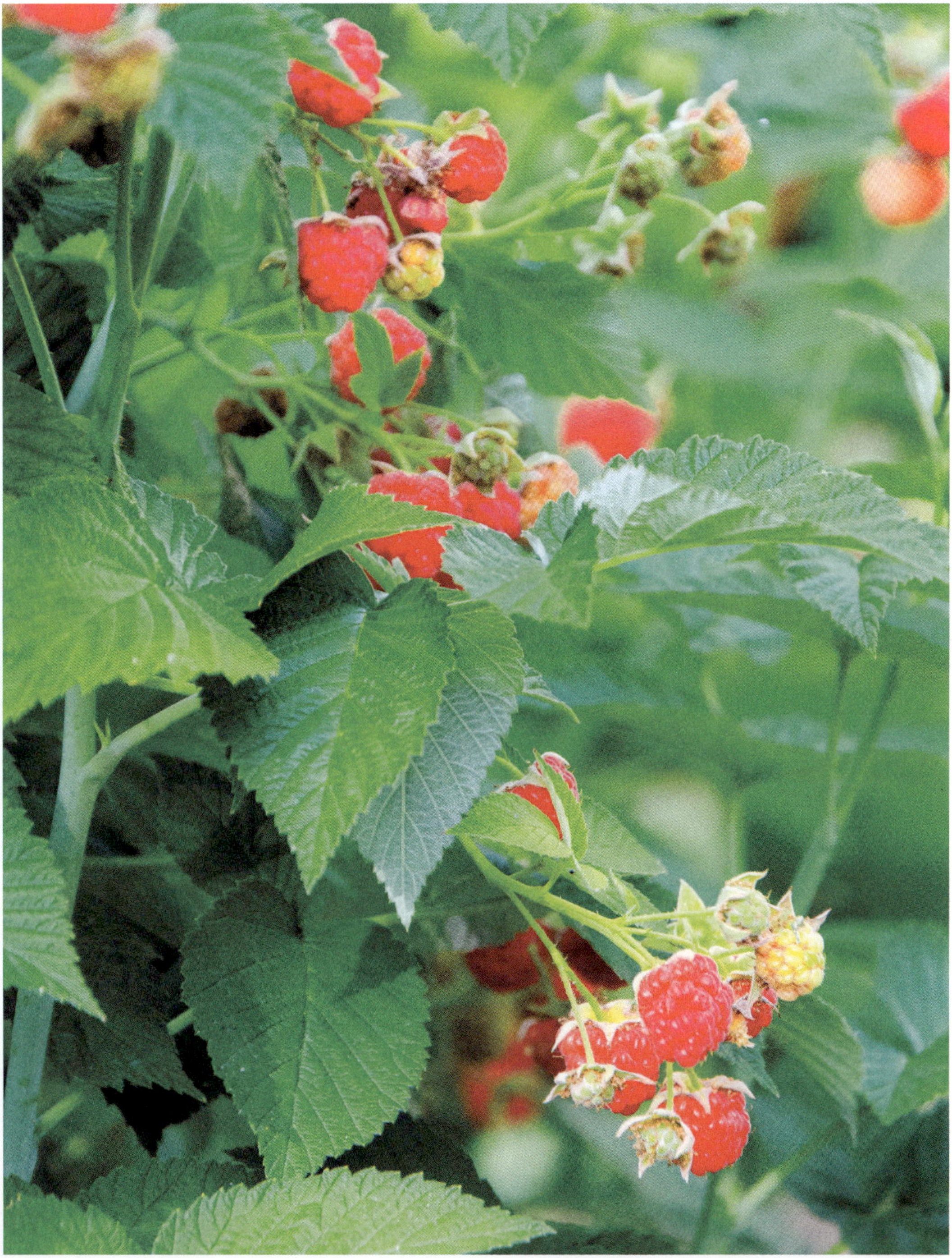

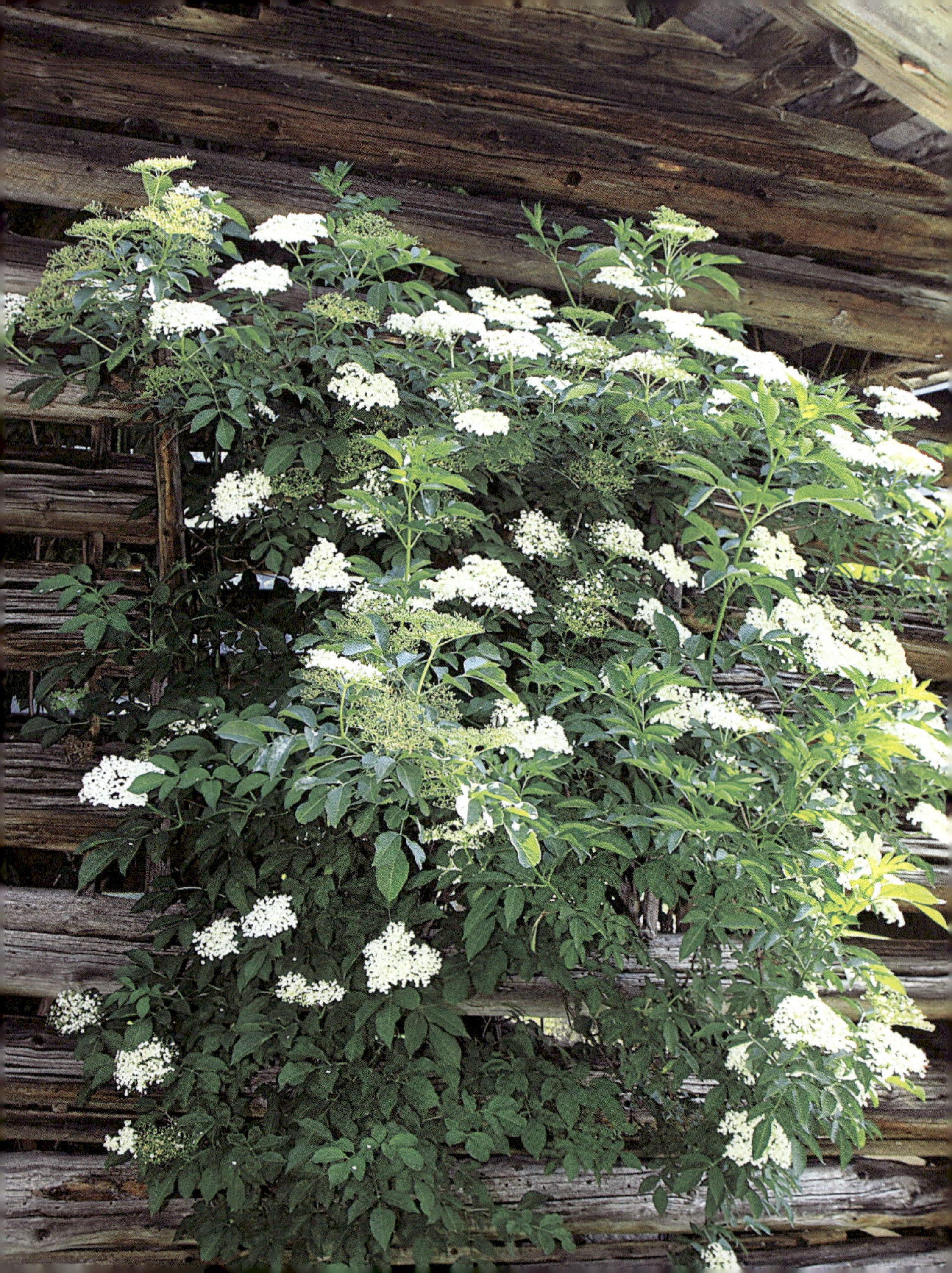

Holunder

Wundertäter bei Verkühlung und Grippe

*

Der Holunder – in Österreich und Bayern heißt er umgangssprachlich Holler und gebietsweise auch Holder – wird seit alter Zeit für seine die Gesundheit fördernde Wirkung verehrt. Die Germanen betrachteten den leicht verholzenden Strauch als heilig und im christlichen Volksglauben blieb einiges der frühen Vorstellungen erhalten. So sollte das Umschneiden eines Hollerstrauches einer Sünde gleichkommen und schon das Abreißen eines Astes Unglück bringen.

Tatsächlich kräftigt und stärkt der „Schwarzholler" die menschliche Gesundheit wie auch jene von Tieren. Streng wissenschaftlich nachgewiesen ist freilich nur seine sekretionsfördernde und schweißtreibende Wirkung. Dazu zeichnet seine Blüten und Beeren hoher Vitamingehalt (besonders Vitamin C) und der reiche Gehalt an Fruchtsäuren, Gerbstoffen und Fruchtzucker aus.

Solange Menschen nach einem magischen Weltbild lebten, bestand auch der Glaube, dass der Holunder imstande sei, Dämonen zu vertreiben und nur wohlgesinnte Geister beherberge. Ich selbst habe noch etwas von diesem alten Glauben in mir. Ich stand noch am Anfang meiner Försterlaufbahn, als mir mein Lehrförster diese mir unvergessenen Worte einprägte: „Vor dem Hollerstrauch muss man den Hut ziehen, denn alles, von den feinsten Wurzelchen bis zu den fruchtigen Beeren, ist überaus heilsam, und es lassen sich aus Blüte und Frucht die vorzüglichsten Speisen bereiten."

Weithin sichtbar, süß duftend

In ganz Mitteleuropa ist neben dem Schwarzen Holunder und dem Roten Holunder auch noch der Zwergholunder verbreitet, der für die Küche keine Bedeutung hat. Sein widerlicher Geruch macht ihn unangenehm.

Hollerstauden – nur selten entwickeln sie sich zu einem regelrechten Baum – sind zur Blütezeit von Mai bis Juli durch ihre weiß-gelblichen Doldenblüten weithin sichtbar und durch ihren süßen Duft selbst für den Laien leicht zu erkennen.

Hollersträucher sind in der Regel sehr frosthart, gedeihen vorzüglich im Halbschatten, im Schutz von Mauerwerk, an Wegen, Feldrainen und Waldrändern. Je nach Witterung werden gegen Ende August bis Anfang September die anfangs unscheinbaren grünlichen Beeren reif. Sie nehmen dann ihre leuchtend rote oder schwarze Farbe an. In großen Mengen sind Wurzeln, Rinde und Blätter aufgrund ihres Gehaltes an Sambunigrin giftig. Die rohen Beeren – streng genommen handelt es sich um beerenähnliche Steinfrüchte mit ein bis fünf Kernen – enthalten diesen Stoff und können beim Verzehr Übelkeit und auch Durchfall verursachen. Durch Erhitzen zerfällt Sambunigrin und verliert somit seine toxische Wirkung. Vorsicht ist daher geboten, die Beeren sind erst nach dem Abkochen oder Vergären genießbar. Der violette Farbstoff der Früchte kann auch zum Färben von Haaren, Leder und Rotwein verwendet werden, aber seine beste Wirkung entfaltet er zweifellos in der Heilkunde – und vor allem in der Küche.

Hausmittel Hollerblüten

Hollerblüten enthalten Gerbstoffe, ätherische Öle, Vitamin C sowie schweißtreibende Glykoside und vieles mehr. Diese Inhaltsstoffe wirken gegen Erkältung, aber auch bei Rheuma, Zahn-, Hals- und Kopfschmerzen leisten Hollerblüten gute Dienste. Holunder-Extrakte zur Behandlung von Grippe und Verkühlungen haben sich bewährt. Getrocknete Blüten sind auch in Apotheken und Drogerien erhältlich, ihre Wirksamkeit bei Fieber und Erkältungskrankheiten ist wissenschaftlich anerkannt.

Rezepte und Anwendungen

Hollerstrauben

250 g Mehl, 2 Eier und 300 ml Milch mit etwas Salz zu einem nicht zu dünnen Backteig vermischen. Die gewaschenen und trockenen Hollerblüten in den Backteig tauchen und im heißen Fett herausbacken. Mit etwas Zucker bestäuben – und schon sind sie servierfertig.

Hollerblütenmilch

Einige Blütendolden mit 1/2 l heißer Milch übergießen, 10 Minuten ziehen lassen und abseihen. Mit Zimt und Vanille aufbessern und mit Honig süßen – ein köstliches Getränk.

Holunderblütensirup

Dieser wohlschmeckende, erfrischende Saft ist einzigartig: Er löscht den Durst und erfrischt, dazu vertreibt er auch noch den Grippeteufel. Außerdem lässt er sich einfach und ohne großen Arbeitsaufwand herstellen. Der frische Geschmack zaubert uns in der kalten Jahreszeit den Sommer ins Glas.

Tafelfertig in 24 Stunden: 1 l Wasser, 1 kg Zucker, 1/2 Bio-Zitrone und 1/2 Bio-Orange in Scheiben schneiden und mit 10 Hollertrauben (Blütendolden) sowie 30 g Zitronensäure (ca. 6 TL) vermengen. Einen Tag stehen lassen, dann umrühren, bis sich der Zucker aufgelöst hat.

Tafelfertig in 48 Stunden: 4 l Wasser, 6 kg Zucker und 60 g Zitronensäure aufkochen und 40 Hollerblüten mit Schale und Saft von 7 Bio-Zitronen vermengen. Etwa 48 Stunden stehen lassen, abseihen und abfüllen.

Tafelfertig in 1 Woche: 2 1/2 l Wasser und 2 1/2 kg Zucker aufkochen und abkühlen lassen und über 20–25 Hollerblüten gießen, 3 gewaschene Bio-Zitronen in Scheiben schneiden und 40 g Zitronensäure dazugeben. Den Saft eine Woche stehen lassen, öfters umrühren, dann abseihen und in Flaschen oder Gläser abfüllen. Je nach Geschmack kann der Saft mit Mineralwasser oder Leitungswasser verdünnt werden.

Hausrezept von der Bürglhütte im salzburgischen Pinzgau: 30 Hollerblüten mit sauber gewaschenen und entstielten jungen Brennnessel-, Pfefferminz- oder Schafgarbenblättern in ein Gefäß geben und mit 100 g Zitronensäure bestreuen. Mit 3 l kaltem Wasser auffüllen, 3 Bio-Zitronen in Scheiben schneiden und darauflegen. 24 Stunden mit einem Tuch zugedeckt stehen lassen, dann durch ein Tuch abseihen und mit 3 kg Zucker vermischen. Weitere 12 Stunden stehen lassen, dann verrühren, bis sich der Zucker auflöst. Nun in Flaschen abfüllen.

Mit bergfrischem Quellwasser oder auch mit Sekt verdünnt, schmeckt dieser Sirup köstlich frisch. Ein Stück Zitrone und ein Minzeblättchen können den Geschmack noch verfeinern.

Hollerblütentee

Hollerblüten für einen bekömmlichen Tee kann man in Apotheken-Qualität kaufen – oder im Mai und Juni einen Vorrat aus eigener Sammlung anlegen. Achtung – nur saubere Blüten, möglichst abseits von Straßen, Fabriken und vergleichbaren Schadstoffschleudern gesammelt, kommen dafür infrage! Dann kann streng genommen nichts mehr schiefgehen! Die voll geöffneten Blüten werden mit den Blütenständen geerntet und an einem luftigen Platz gut durchgetrocknet. Erst dann können die Einzelblüten vorsichtig abgerebelt und in verschließbaren Gefäßen aufbewahrt werden. Hollertee wirkt schweißtreibend, entwässernd und bei Rheumabeschwerden schmerzlindernd. Darüber hinaus wird er in Mischform mit anderen Heilkräutern bei diversen Beschwerden angewendet. Aber auch der Aufguss von reinen Hollerblüten ergibt einen wohlschmeckenden Tee:
2 EL getrocknete Blüten mit einer Tasse heißem Wasser übergießen, 10 Minuten zugedeckt ziehen lassen. Bei Verwendung frischer Blüten empfiehlt es sich, die doppelte Menge zu verwenden.

Hollerkompott

Hollerbeeren, mit Zucker gekocht, ergeben ein ausgezeichnetes Kompott. Wer es regelmäßig auf den Speiseplan setzt, kann eine Besserung bei chronischer Leberentzündung und Magenleiden bewirken.
Hollerkompott mit Birnen: 1/2 l Wasser mit 1/4 kg Zucker, 1 Zimtrinde und Schale einer ungespritzten Zitrone ca. 10 Minuten kochen, dann Zimtrinde und Zitronenschale entfernen. Die entstielten, gut gesäuberten Hollerbeeren mit einigen geschälten, gehäusefreien und geviertelten Birnen in den Zuckersaft geben und etwa 1/4 Stunde kochen. Am besten kalt genießen.

Rotholundersaft

Besonders an Waldrändern, Kahlschlägen und Bachufern gedeiht der Rote Holunder, auch unter dem Namen Hirschholunder, Traubenholunder und Waldholunder bekannt. Weithin leuchten seine hellroten kegelförmigen Fruchtstände, die schon ab Juni reifen. Auch aus den Früchten des Roten Holunders können köstliche Fruchtgelees, Marmeladen oder Fruchtsaft gewonnen werden. Der Fruchtsaft wird in der Volksheilkunde gegen Hals- und Mandelentzündungen empfohlen. Gleich dem Schwarzen Holunder müssen die kleinen Früchte vor dem Verzehren erhitzt werden, um das schädliche Glycosid (Sambunigrin) zu zerstören. Die in den Beeren enthaltenen Kerne sollten durch das Passieren entfernt werden.

1 kg gewaschene Beeren mit einer halben unbehandelten Zitronenschale in einen Topf geben. Mit 3/4 l Wasser auffüllen und im geschlossenen Gefäß köcheln, bis die Beeren platzen. Nach rund einer halben Stunde durch ein Tuch pressen, den gewonnenen Saft mit 250 g Zucker noch einmal ca. 3 Minuten aufkochen und heiß in Flaschen abfüllen. Die verschlossenen Flaschen möglichst liegend auskühlen lassen, der säuerliche Saft kann z. B. mit Wasser oder auch Sekt bzw. Prosecco gemischt werden.

Hollermarmelade

1 kg gewaschene, abgerebelte Hollerbeeren mit einer Zimtstange und Bio-Zitronenschale aufkochen. Es können auch Birnen oder Äpfel beigemengt werden. Die Masse durch ein feines Sieb passieren und mit 1/2 kg Zucker bis zu Marmeladendicke aufkochen und in Gläser abfüllen.

Hollerkoch

Hollerkoch ist eine wahre Spezialität. Für die Zubereitung sollten freilich nur handverlesene, reife schwarze Beeren verwendet werden.

Variante 1: Mit Milch und etwas Mehl 1 l Wasser sieden und leicht salzen, 1/2 l reife Hollerbeeren mit zerkleinerten Äpfeln oder Birnen (Zwetschken) ca. 10 Minuten bei kleiner Hitze kochen, 1/4 l Milch, 3 EL Mehl einrühren und 2–3 EL Zucker dazugeben.

Variante 2 („beerig"): 1 kg abgerebelte, reife Hollerbeeren mit fein geblätterten Äpfeln oder Birnen, entkernten Zwetschken, etwas Zucker, ungespritzten Zitronenschalen und Zimtrinde sowie einer Prise Salz kochen. 3 EL Mehl mi 1/8 l Milch vermengen, ins Hollerkoch einrühren und ca. 1/2 Stunde köcheln lassen.

Hollerrinde

Eine Altbäuerin hat mir dieses Hausrezept anvertraut: Bei leichteren Brandwunden bringt das Auflegen frisch geschälter Holunderrinderasche Schmerzlinderung. Als Tee genossen, wirkt sie gegen Wasserstauungen im Körper, Stuhlträgheit und Rheuma. Maßvoll genießen! Würzelchen und Rinde vom Holunder treiben den Harn und reinigen die Nieren.

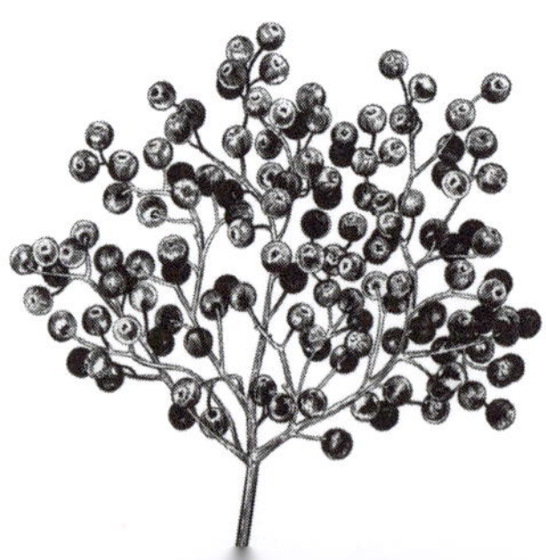

Holunderschwamm oder Judasohr als Wohltäter

Der rosa-beige bis braune, sehr weiche Pilz ist nur mehr den wirklich Bewanderten in der Naturheilkunde ein Begriff. Er wächst vorzugsweise auf abgestorbenen Holunderstämmen, aber auch auf anderen Laubholzarten, und ist überaus mineralstoff- und eiweißreich. In vielen Ländern, besonders in Asien, ist dieser Pilz wegen seiner heilsamen Wirkung sehr beliebt. In der chinesischen Küche wird er seit langer Zeit vielfach verwendet. Glaubt man der christlichen Legende, soll sich der „falsche Apostel" Judas, der an Jesus zum Verräter wurde, an einem Hollerstrauch erhängt haben. Seither, so heißt es, sollen an den Stämmen diese ohrmuschelartigen Pilze gedeihen. Tatsache ist, dass der Holunderschwamm auch in unseren Breiten seit Jahrhunderten als Heilpilz geschätzt wird. Medizinische Erfahrungswerte besagen, dass dieser Weichpilz entzündungshemmend wirkt, das Immunsystem anregt und zudem ein natürliches Blutverdünnungsmittel enthält. Er ist roh zum Verzehr geeignet, kann aber genauso im getrockneten Zustand in einem Glasgefäß aufbewahrt und nach Bedarf weiterverwendet werden.

Eine persönliche Erfahrung verbindet mich seit meiner Kinderzeit mit diesem Heilschwamm. Über einen langen Zeitraum litt ich unter einem „Gerstenkorn", einer Entzündung des Augenlides. Die Hebamme unseres Dorfes verriet mir schließlich dieses Rezept: Einen Holunderschwamm in etwas Milch eintauchen und dann einige Minuten auf das geschlossene Auge auflegen. Sofort spürte ich die wohltuende Wirkung des Pilzes und binnen kurzer Zeit war ich von dem lästigen Gerstenkorn befreit. Bis heute erstaunt mich die rasche Heilung meines jahrelangen Augenleidens.

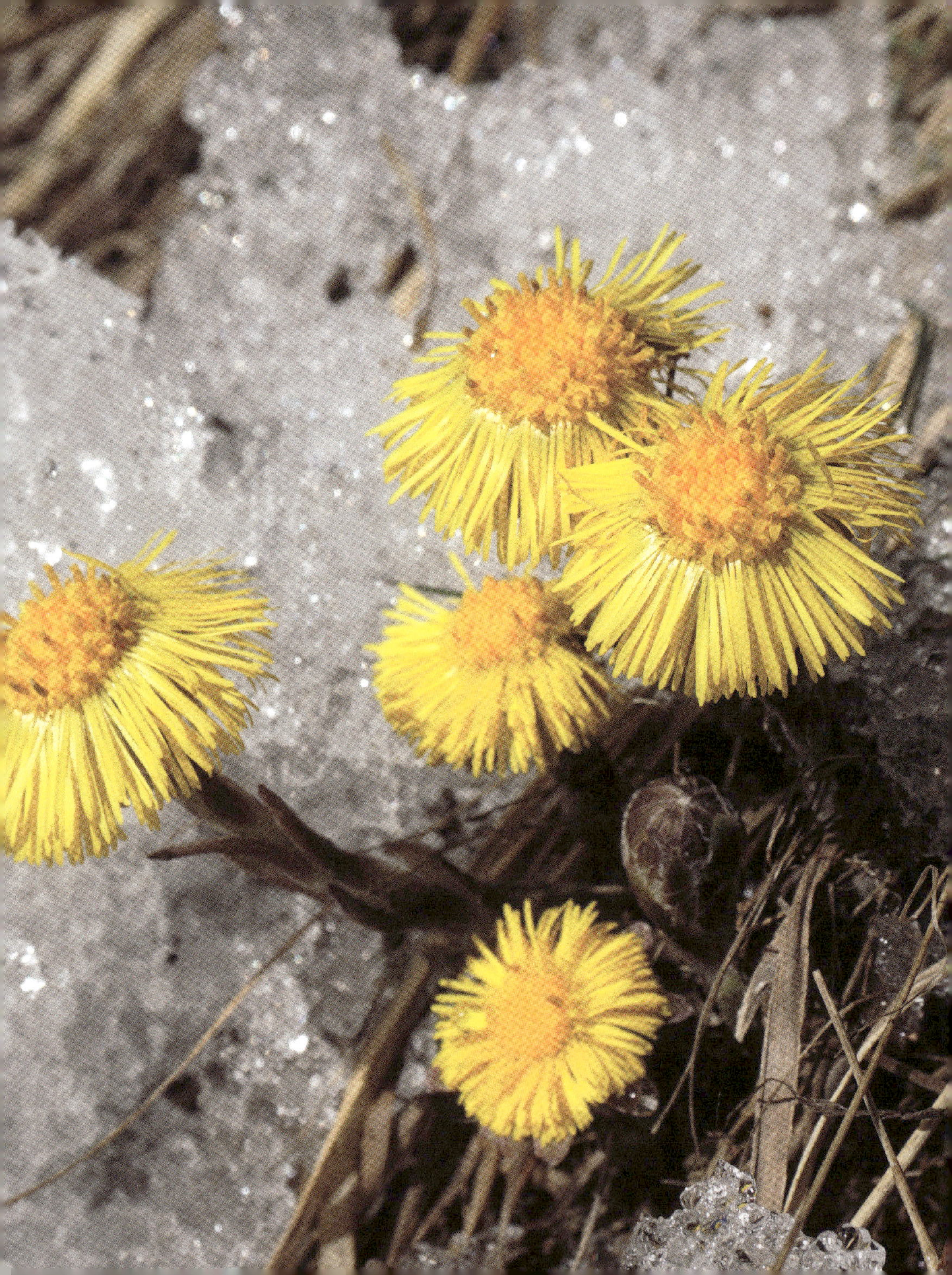

Huflattich

Reizlindernd und antibakteriell

*

Schon bald nach der Schneeschmelze der langen Wintermonate erwacht in vielen Regionen ein mannigfacher Blütenzauber. Wie ich bei meinen Naturausflügen immer wieder beobachten konnte, zeigt sich der Huflattich als einer der ersten Frühlingsboten. An Weg- und Waldrändern sind die leuchtend gelben Blütenköpfe weithin sichtbar. Seine Körbchenblüten mit den unzähligen schmalen Zungenblüten kann man in tieferen Regionen schon im Februar erblicken. Danach erst bilden sich bei dieser robusten Heilpflanze die Blätter.

In der Volksmedizin beliebt

Schon Sebastian Kneipp lobte die Pflanze als Mittel zum Reinigen der Brust und zum Säubern der Lungen. Allerdings ist auch Vorsicht geboten: In den Blüten steckt eine schädliche Substanz – Alkaloid. Zur Anwendung eignen sich daher nur die Blätter. Wie alten Kräuterbüchern zu entnehmen ist, können Pflanzenteile auf die Schleimhäute oder Entzündungen im Mund- und Magen-Darm-Bereich heilsam wirken.

Rezept

Huflattichtee

Landarzt Dr. Hans Gasperl aus dem Salzburger Pongau empfiehlt als Huflattichtee:

Getrocknete Blätter (1 TL, gehäuft) mit 1/4 l kochendem Wasser übergießen und 10 Minuten ziehen lassen. Täglich 2–3 Tassen trinken.

Eine weitere Variante: Zur Verflüssigung von zähem Schleim zu gleichen Teilen Huflattichkraut, Thymiankraut, Spitzwegerich und Schlüsselblumenwurzeln mischen. Etwa 2 gehäufte TL mit kochendem Wasser übergießen und 20 Minuten ziehen lassen. Von diesem Tee sollen täglich 2–3 Tassen getrunken werden.

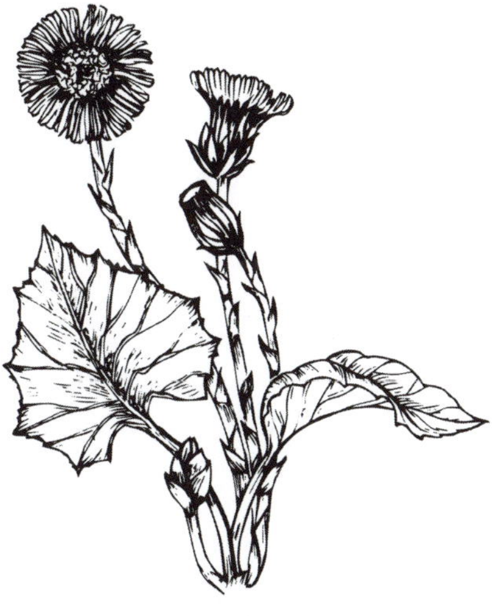

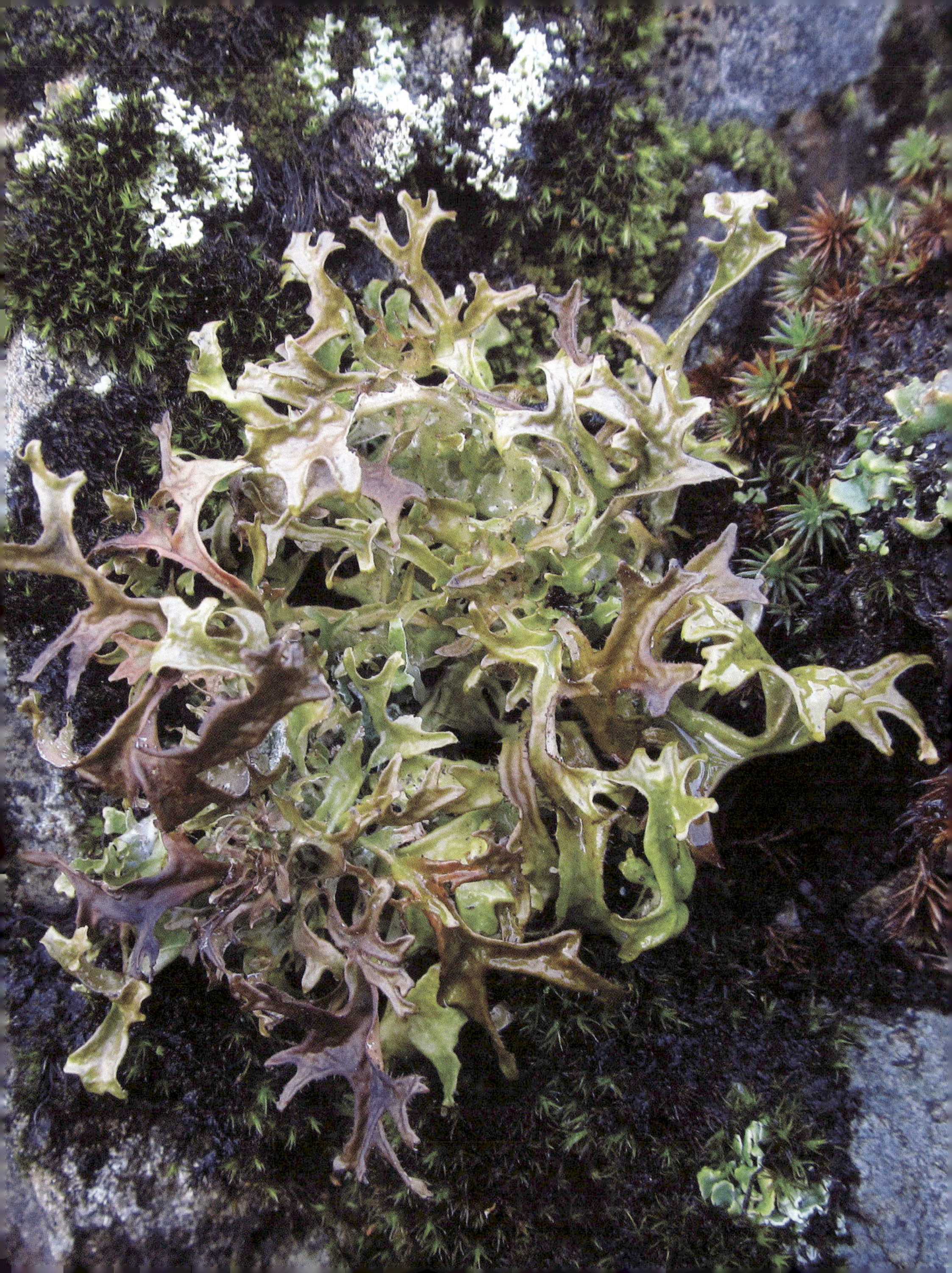

Isländisches Moos

Lebensmittel und Futterpflanze

*

Die Urheimat dieser Heilpflanze, die botanisch korrekt als Flechte anzusprechen ist, liegt im hohen Norden, speziell in Island, wie es auch der Name besagt. Im deutschen Volksmund ist eine Fülle von sprechenden Bezeichnungen verbreitet, wohl deshalb, weil das Isländische Moos für Mensch und Tier als stark wirksames Heilmittel im Gebrauch stand. Berggramp'n, Kramperlmoos, Lungenmoos, Lungenkraut, Hirschhornflechte und Saumoos sind die bekanntesten.

Weite Verbreitung

Die Flechte kommt in ganz Europa vor und gedeiht im Flachland ebenso wie in Gebirgslagen. Auf die sich polsterförmig ausbreitende, 4–12 Zentimeter hohe und fantastisch verkrümmte Triebe aufweisende Pflanze hat mich mein Lehrförster aufmerksam gemacht. So begann ich mich für die Heilpflanze zu interessieren. Die an der Oberfläche olivgrüne, lederige und an der Unterseite grüne bis grauweiße Flechte findet sich in Hochlagen oft flächendeckend in Gemeinschaft mit anderen Flechten. Sie bilden in der Naturlandschaft besonders im Spätsommer und Herbst ein malerisches Bild. Nach meiner Beobachtung nehmen die Pflanzen in Höhenlagen eine dunkelbraune bis schwarze Färbung an. Durch braune, dunkle Pigmente schützt sich die Flechte offenbar vor starker Sonneneinstrahlung.

Heilung und Nahrung

In den Ländern des Nordens war diese Flechte schon in frühester Zeit Brotersatz und eine Art pflanzliches Antibiotikum, das sogar Schweinen in größeren Mengen ins Futter gemischt wurde, um sie vor Infektionskrankheiten aller Art zu bewahren. Für die Menschen des feuchten Nordens musste diese Brot- und Heilflechte vielfach sogar den Weizen ersetzen. Dafür wurde Isländisches Moos körbeweise gesammelt, getrocknet und zerstampft. Dank ihres hohen Stärkegehalts ist die Flechte als Grundnahrungsmittel geeignet und wurde auch ins Brot eingebacken. In der Volksheilkunde unserer Breiten hat das Isländische Moos erst in den letzten Jahrhunderten Einzug gehalten. Alte und neuere Kräuterbücher widmen ihm breiten Raum, vor allem gegen Erkältungen und Krankheiten der Atemwege.

Wer sich mit dieser Heilpflanze befasst, findet sie in Kombination mit anderen Kräutern – als Mittel gegen Halsentzündung, Bronchitis und Lungenleiden sowie Husten, Keuchhusten und Asthma, weiters gegen Durchfall und Abmagerung. Sie unterstützt also Mensch und Tier in den elementaren Lebensfunktionen. Die Vitamine A, B1 und B12 sowie Flechtensäure, Schleimstoffe, Bitterstoffe und Jod sind im Isländischen Moos nachgewiesen, dazu kommen weitere, entzündungshemmende, schleimlösende, reizstillende und schwach antibiotische wie auch appetitanregende Inhaltsstoffe. Zum Essen zubereitet, muss die Flechte etwa

20 Stunden eingeweicht werden. Dann wird sie zweimal aufgekocht. Dieser Vorgang dient der Entbitterung. Danach kann sie weiter verarbeitet werden. Zum Beispiel lässt sich aus dem Getrockneten ein Pulver herstellen, das als Zutat im Brotteig das Brot länger haltbar macht.

Rezepte und Anwendungen

Moossuppe

Nach dem zweifachen Aufkochen kann der Absud als „Moossuppe" zubereitet und mit Milch, Wein und Gewürzen geschmacklich verfeinert werden. Die heilende Flechte wächst in unserer Bergwelt reichlich und kann also leicht selber gesammelt werden. Spätsommer und Herbst, bei trockenem Wetter, sind die beste Erntezeit. Die Flechten langsam an der Luft trocknen, so bleiben die Inhaltsstoffe weitgehend erhalten, dann in gut verschließbaren Gefäßen dunkel aufbewahren.

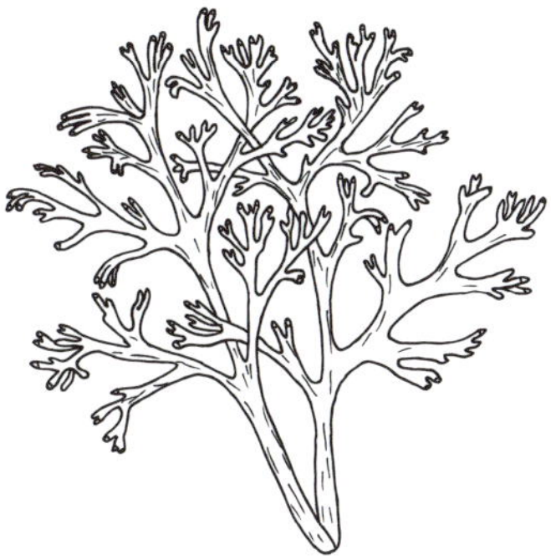

Tee mit Isländischem Moos

Für die Zubereitung werden 2 TL Kraut pro Tasse in kaltem Wasser angesetzt, dann dieses langsam bis zum Sieden erhitzen. Abseihen und bald trinken. Gegen Husten einige TL Honig einrühren.

Isländisches Moos gegen Hautunreinheiten

Wie mir eine Altbäuerin erzählte, kann man die Flechte bei Hautunreinheiten auf die kranke Stelle auflegen. Bei regelmäßiger Anwendung über einen längeren Zeitraum lassen sich damit gute Heilungserfolge erzielen.

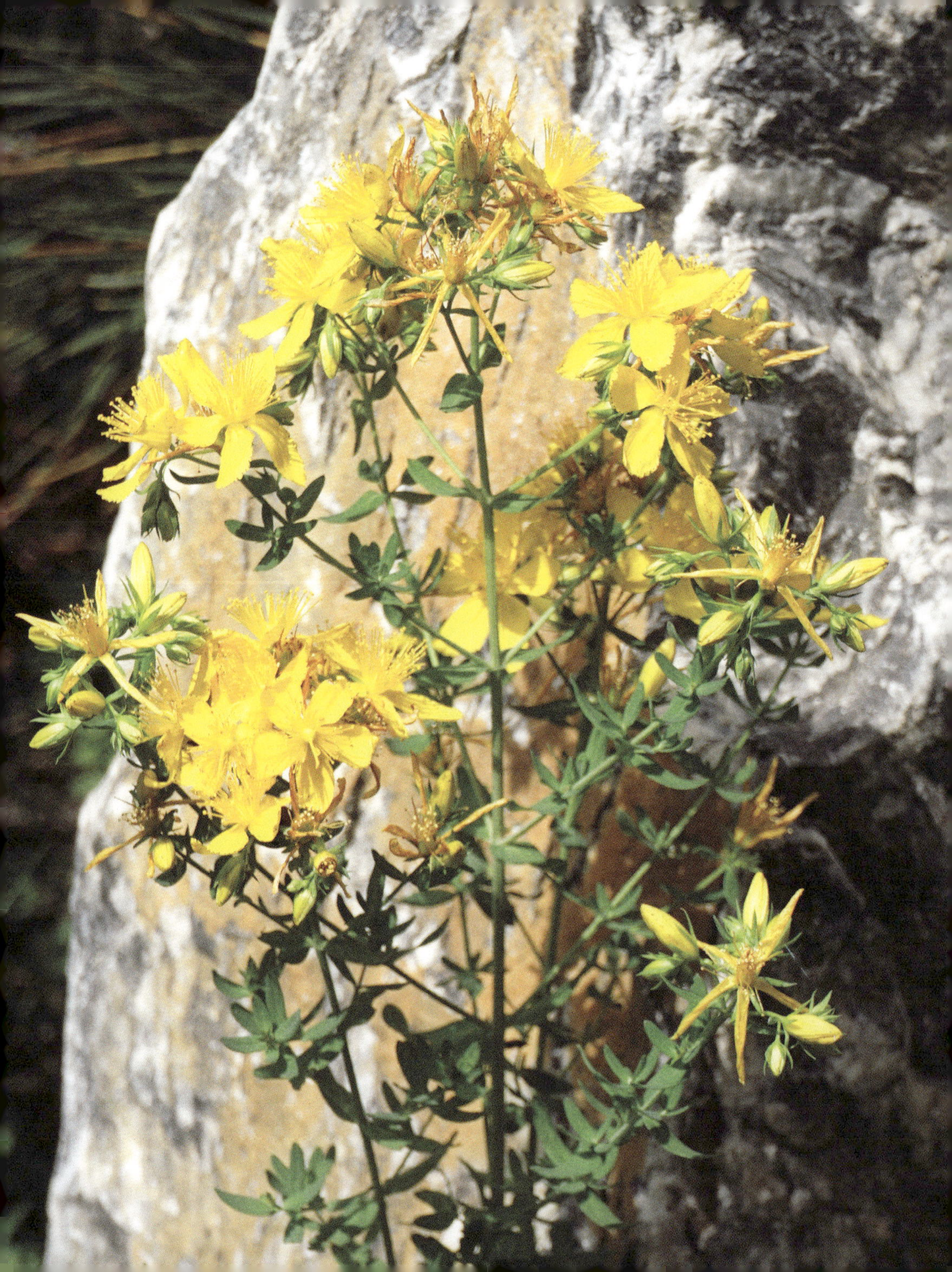

Johanniskraut

Beliebter Stimmungsaufheller

*

Herrgottsblut, Christi Wunderkraut, Jagateufelkraut, Kreuzblut, Teufelsfluchtkraut und Johannesblut sind die gebräuchlichsten der volkstümlichen Bezeichnungen für das geheimnisvolle Johanniskraut. Sie lassen auch den hohen Stellenwert erkennen, den diese Heilpflanze bis in die Gegenwart unserer zivilisationskranken Zeit genießt. Dabei war das schlichte, gelb blühende Kraut schon in der Antike für medizinische Zwecke in Verwendung und dabei immer von einer Aura des Zauberhaften umgeben.

Kräftiges Gelb

Das wundersame Johanniskraut mit den kräftig gelben Blüten wächst in lichten Waldungen, an Waldrändern und Wegböschungen, auf Blößen sowie Feldrändern und ist in ganz Europa vertreten. Der bis zu 1 Meter hohe Stängel ist durchgehend zweikantig und markig gefüllt. Das Johanniskraut entwickelt ein stark verästeltes Wurzelwerk. Die etwa 3 Zentimeter langen, oval-eiförmigen Blätter sind gegenständig angeordnet und enthalten durchsichtige Öldrüsen. In den schwarzen Punkten der Blattränder ist ätherisches, helles Öl gespeichert. Der Blütenstand ist eine Trugdolde mit fünf goldgelben, bis zu 13 Millimeter langen Kronblättern. Sie enthalten in den Gewebslücken den blutroten Farbstoff

Hypericin. Die Blütenknospen geben beim Zerdrücken einen roten Saft ab. Die Frucht entwickelt sich als bis zu 10 Millimeter lange, eiförmige Spaltkapsel. Die winzigen Samen sind länglich und gebogen.

Verehrt im Brauchtum

In manchen Gegenden legen Bauern noch heute ein Zweiglein Johanniskraut zwischen Brotschnitten und verfüttern es dem Vieh zum Schutz gegen allerlei Krankheiten. Nach altem Volksglauben hält des Nachts gepflücktes Johanniskraut alles Böse und Dämonen fern. Am 24. Juni, dem Johannistag, zeigt sich die Pflanze in ihrer schönsten Blütenpracht. Um diese Zeit gesammeltes Kraut soll besondere Heilkraft besitzen. Wirft man das Teufelsfluchtkraut über Hausdächer, soll es sogar vor Feuer schützen. Johanniskraut in den Schuh gelegt, schützt vor Müdigkeit. Dessen Wurzeln im Geldbeutel bringen Glück bei allen Geschäften. Kränze aus Johanniskraut gebunden wurden einst im Stall oder im Haus aufgehängt – sie sollten vor Krankheiten und Feuerschaden schützen und sogar Hexenzauber verhüten. Viele weitere magische Bräuche leben bis in die Gegenwart im Volksglauben weiter.

Seelenwundkraut und Gemütsaufheller

Das Zusammenwirken von mehreren Heilstoffen macht die Pflanze für die Volksmedizin so wertvoll. Das Johanniskraut sollte deshalb in keiner Hausapotheke fehlen. Ätherische Öle, Harze, Bioflavonoide und Gerbstoffe regen die Drüsen der Verdauungsorgane, Leber und Galle an und stärken den Kreislauf. Die nervenstärkende Wirkung (durch den Inhaltsstoff Hypericin) ist seit dem Altertum bekannt. Gegenwärtig wird

Johanniskraut erfolgreich zur Behandlung von leichten bis mittelschweren depressiven Verstimmungen und bei nervöser Unruhe eingesetzt. Der Bedarf an diesem Seelenwundkraut ist in unserer heutigen Zeit so groß, dass er nicht mit Wildsammlungen gedeckt werden kann. Das Johanniskraut wird deshalb auch in Kulturen gezüchtet. Wie ich in meinem Berufsleben als Revierförster immer wieder erfahren habe, wird das Johanniskraut in der ländlichen Bevölkerung nach wie vor hoch geschätzt und vielseitig eingesetzt. Auch beim Vieh verwendet man die Pflanze mit bestem Heilerfolg. Aber Vorsicht ist geboten: Johanniskraut macht lichtempfindlich! Daher bei kurmäßiger Verwendung pralle Sonne, die Höhensonne und das Solarium meiden.

Rezepte und Anwendungen

Johanniskraut-Tee

Einen gehäuften Teelöffel Johanniskraut mit ¼ l Wasser abbrühen und kurz ziehen lassen. Nach Belieben etwas süßen und bis zu mehrere Tassen täglich trinken.

Johanniskraut-Tinktur

In 1 l Kornschnaps gibt man 1–2 Handvoll in der Sonne gepflückte Blüten. Nach 2–3 Wochen Wärmeeinwirkung abseihen und die Tinktur ist gebrauchsfertig. Zum Einreiben, für Umschläge und tropfenweise auch zum Einnehmen.

Wohltuende Sitzbäder

Stängel, Blätter und Blüten über Nacht mit kaltem Wasser in einem Eimer ansetzen. Abkochen und in das Badewasser gießen.

Johannisöl zum Einreiben

Wie mir öfters mitgeteilt wurde, ist dieses Heilöl zur Wundbehandlung, aber auch zur Einreibung nach Verstauchungen, Prellungen und Blutergüssen vortrefflich geeignet. Verletzungen gehörten bei den kinderreichen Bauernfamilien der Vergangenheit zum Alltag. Bei Rheuma, Rückenproblemen und Gelenksbeschwerden, meist verursacht durch harte Arbeit und ein entbehrungsreiches Leben, konnte Johannisöl die Schmerzen lindern und dem Leiden abhelfen. Beste Heilerfolge erzielt das Öl auch bei Verbrühungen, Brandwunden aller Art und genauso bei Sonnenbrand.

Für die Herstellung gibt man 2–3 Handvoll, möglichst bei Sonnenschein geerntete Blüten in 1 l Olivenöl. Das Gefäß etwa 14 Tage verschlossen in Sonne oder Wärme stellen. Sodann die gleiche Menge Knospen, die noch im Aufblühen sind, beimengen. Das Gefäß auf einen warmen Platz stellen. Ist das Öl dunkelrot, kann man es abseihen, das Heilöl ist gebrauchsfertig. Täglich ein Teelöffel voll hilft bei Entzündungen der Niere, Leber, Milz, bei Beschwerden von Magen und Darm.

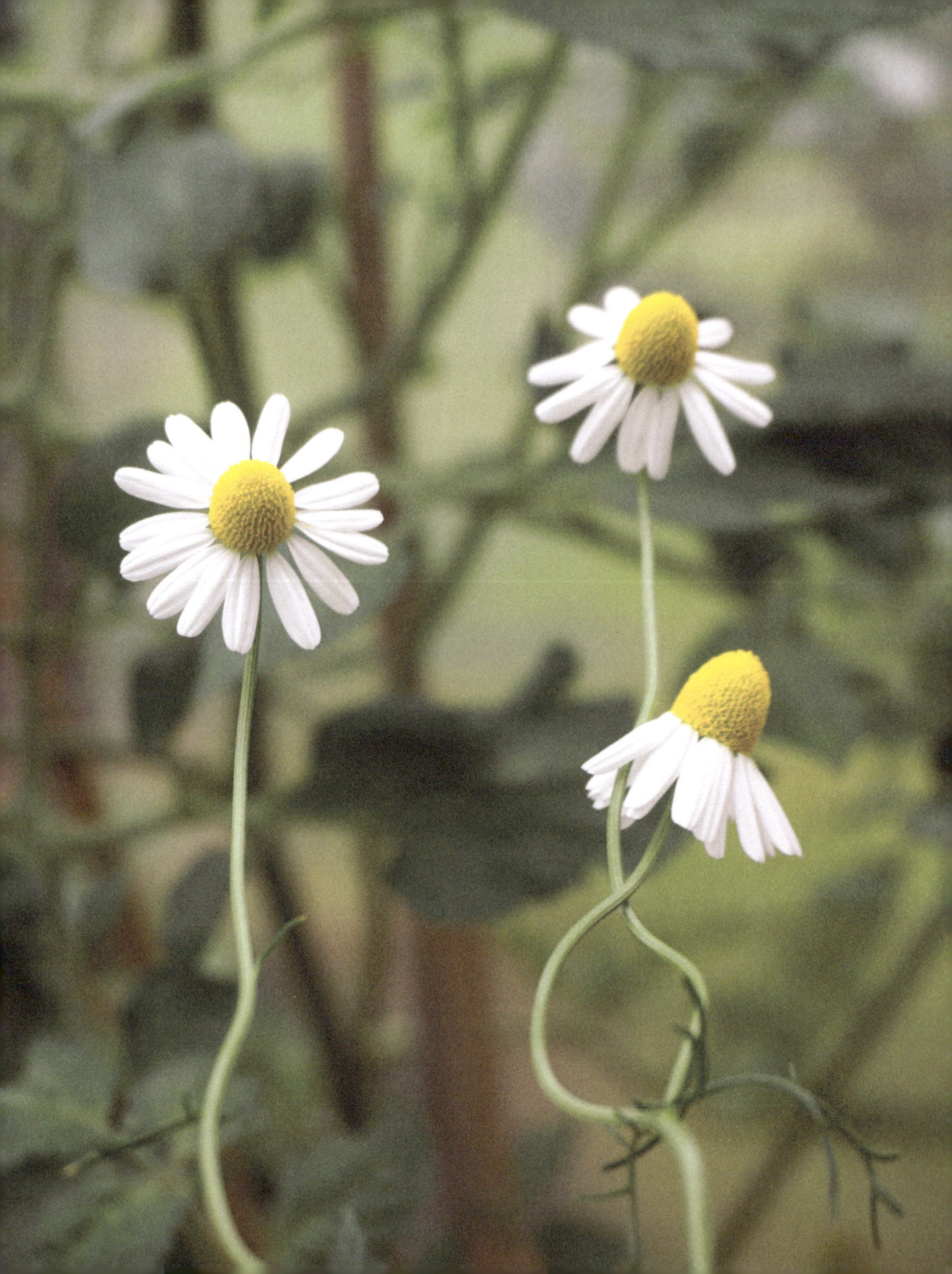

Kamille

Geschenk vom Sonnengott

*

Sie fehlt wohl in keinem Haushalt und zählt zu den am besten erforschten Heilpflanzen. Die Kamille (Herminzel, Kummerblume, Maria-Magdalena-Kraut) wirkt nachweislich entzündungshemmend, krampflösend, wundheilend und allgemein beruhigend. Diese Eigenschaften sind dem Menschen seit Jahrtausenden bekannt und inzwischen auch pharmakologisch bestätigt. Einst wurde diese mütterliche Heilpflanze nahezu religiös verehrt. Heute sind wir Menschen sachlicher, aber die Kamille bleibt in fast jeder Hausapotheke griffbereit. Bei entwicklungsbedingten Beschwerden von Kleinkindern ist sie als Allheilmittel anerkannt und so gut wie unersetzlich. Denke ich an meine eigenen Kindertage, so steigt mir der feine Geruch wieder in die Nase und ich sehe meine Mutter beim Aufgießen von Kamillentee. Der Tee und die tröstenden Worte – das hat immer geholfen: bei Krämpfen, Bauchschmerzen, Blähungen, Fieber- und Zahnschmerzen.

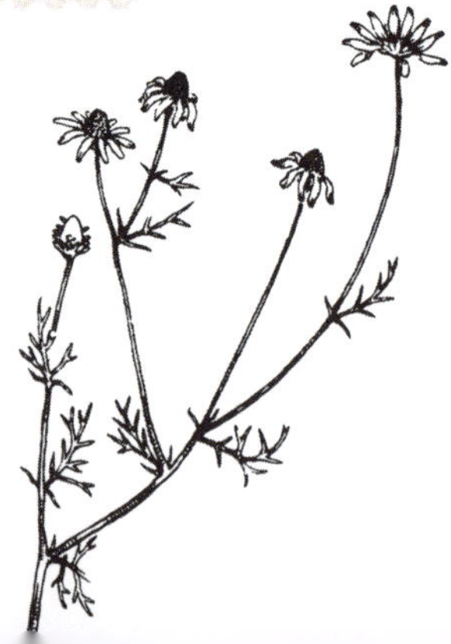

Beruhigt und heilt

Die Echte Kamille ist fast in ganz Europa anzutreffen, aber mancherorts schon rar geworden. Die etwa 20–50 Zentimeter hohe, einjährige Pflanze mit kahlem Stängel ist nach oben buschig verzweigt und besitzt doppelt bis dreifach fiederteilige Blätter. Durch ihren aromatischen Geruch ist sie auch für den Laien leicht zu identifizieren. Die wirksamen Heilstoffe befinden sich in der Blüte. Je nach Höhenlage und Klima erscheinen die Blüten von Mai bis August. Die kleinen Blütenköpfe sind in der Mitte auffallend gelb und von weißen Zungenblättern umgeben. Neigt sich die Blütezeit dem Ende zu, schlagen sich die Zungenblätter zurück. Bei der Echten Kamille ist der kegelförmige Blütenboden hohl. Beim Zerreiben der Blüten kann man den typischen aromatischen Kamillegeruch ebenfalls wahrnehmen. Die ausgleichende und beruhigende Wirkung der Kamille teilt sich also auch der Nase mit.

Überlieferungen aus alter Zeit

Im alten Ägypten wurde die Kamille dem Sonnengott zugeordnet, denn sie galt als ein Geschenk des Himmels. In England ist diese hohe Wertschätzung besonders lebendig geblieben. Die Kamille zählt zu den neun heiligen Kräutern und bei den Krönungen darf das Kamillesträußchen nie fehlen. Nach dem christlichen Volksglauben steht die Pflanze mit dem heiligen Johannes in enger Verbindung. Kamillenkränze, die am 24. Juni, dem Johannistag, über Haustüren angebracht werden, sollen alles Wetterunheil abhalten. Auch in alten Kräuterbüchern wird die breite Heilwirkung der Pflanze durchwegs lobend hervorgehoben.

Umgang mit einem Schutzengel

An Wirkstoffen enthält die Kamille ätherisches Öl, Flavonoide, Terpene, Cumarine, Glykoside und Schleimstoffe. Sie sorgen für die antiseptische, entzündungshemmende, krampflösende, schmerzstillende, desinfizierende und verdauungsfördernde Wirkung der Pflanze. Der beste Zeitpunkt zum Sammeln liegt einige Tage nach dem Aufblühen, dann ist die Menge der Wirkstoffe in der Blüte am höchsten. Die Trocknung sollte an einem luftigen, schattigen Ort bei nicht allzu hoher Temperatur erfolgen. So erhält man Kamillenblüten in bester Qualität. Auch in Apotheken und Kräuterhandlungen ist die Heilpflanze erhältlich. Die Anwendungsweisen der Kamille sind vielseitig. Für Augenspülungen ist sie aber nicht geeignet.

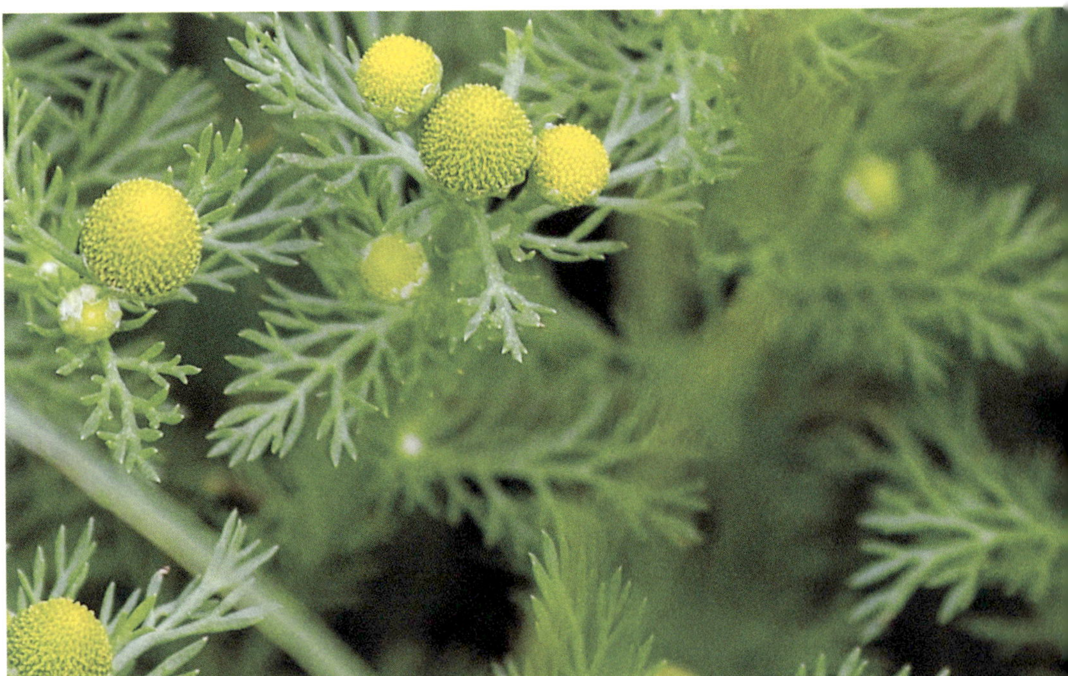

Eine Besonderheit – die Strahlenlose Kamille

Lange Zeit war mir die Strahlenlose Kamille unbekannt, durch Zufall entdeckte ich die Pflanze in der Nähe eines Bauernhofes in meinem Heimatort. Ursprünglich stammt die Pflanze aus Nordostasien und dem pazifischen Nordamerika – und ist mittlerweile auch in Mitteleuropa anzutreffen. Anders als die Echte Kamille hat die Strahlenlose Kamille keine weißen Zungenblätter. In der Volksmedizin wird die Pflanze ebenfalls eingesetzt, jedoch hat sie nicht die entzündungshemmende Wirkung wie die Echte Kamille, als Inhaltsstoffe aber auch ätherische Öle und Flavonoide. Gleich der Echten Kamille kann auch die Strahlenlose Kamille in der Küche eingesetzt werden. Kleingeschnittene Blätter (April, Mai) können in Kräutertopfen und Kräuterbutter beigemengt werden. Für Teemischungen dienen von Juni bis August gesammelte Blüten, sie wirken ebenfalls heilsam.

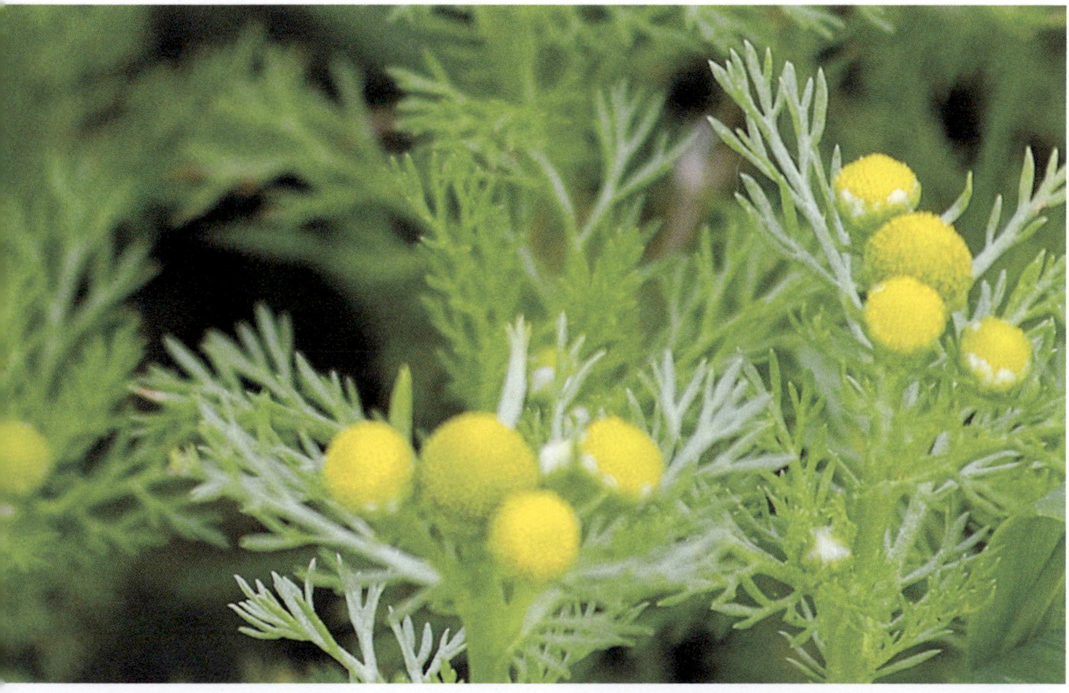

Kamillentee

Bei Magen- und Darmproblemen sowie Nervosität hilft Kamillentee, am besten zwischen den Mahlzeiten getrunken:
1 TL Kamillenblüten mit 1/4 l Wasser aufbrühen und kurz ziehen lassen, abseihen und ungesüßt trinken.

Gesichtsdampfbäder

Bei Schnupfen, Heiserkeit oder Stirnhöhlenproblemen verpasste uns die Mutter regelmäßig Gesichtsdampfbäder, die zwar lästig, aber immer wirksam waren.
Eine Handvoll Kamillenblüten in kochendes Wasser geben und die Dämpfe unter Abdeckung mit einem Handtuch gute 20 Minuten lang einatmen.

Ein feiner Badezusatz

Speziell bei Hautproblemen, Glieder- und Muskelschmerzen wird die Heilpflanze erfolgreich als Badezusatz gebraucht:
Dazu 3–4 Handvoll Kamillenblüten in einigen Litern Wasser abbrühen, etwas ziehen lassen und ins Badewasser gießen.

Kamillenöl zum Einreiben

Gegen Glieder- und Muskelschmerzen ist Kamillenöl ein bewährtes Hausmittel. Frisch gesammelte Blüten in eine Flasche füllen und mit kalt gepresstem Olivenöl aufgießen. Die gut verschlossene Flasche 14 Tage an der Sonne stehen lassen und dann im Kühlschrank aufbewahren.

Umschläge für reine Haut

Wie mir eine Altbäuerin erzählte, verwendete man früher bei Hautausschlägen, aber auch zur Wundbehandlung warme Umschläge mit Kamille. In etwas kochende Milch kommt ein gehäufter EL Kamillenblüten. Die Mischung kurz ziehen lassen. Nach dem Abseihen als Umschlag oder Kompresse auftragen.

Balsamische Kamillensalbe

Diese beruhigende und heilsame Salbe erhält man auf der Basis von erhitztem Schweinefett, vermengt mit frischen Blüten. Etwas ziehen lassen, durch ein Tuch pressen, verrühren und in Gläser abfüllen.

Kamillenabsud für Blondschöpfe

Für naturblondes wie blondiertes Haar ist ein Kamillenabsud ein bewährtes Schönheitsmittel. Besonders strapaziertes Haar erhält neuen Glanz und Aufhellung. Auch die Haut blüht mit der Behandlung von Kamillenabsud spürbar auf und wirkt wieder natürlich frisch.

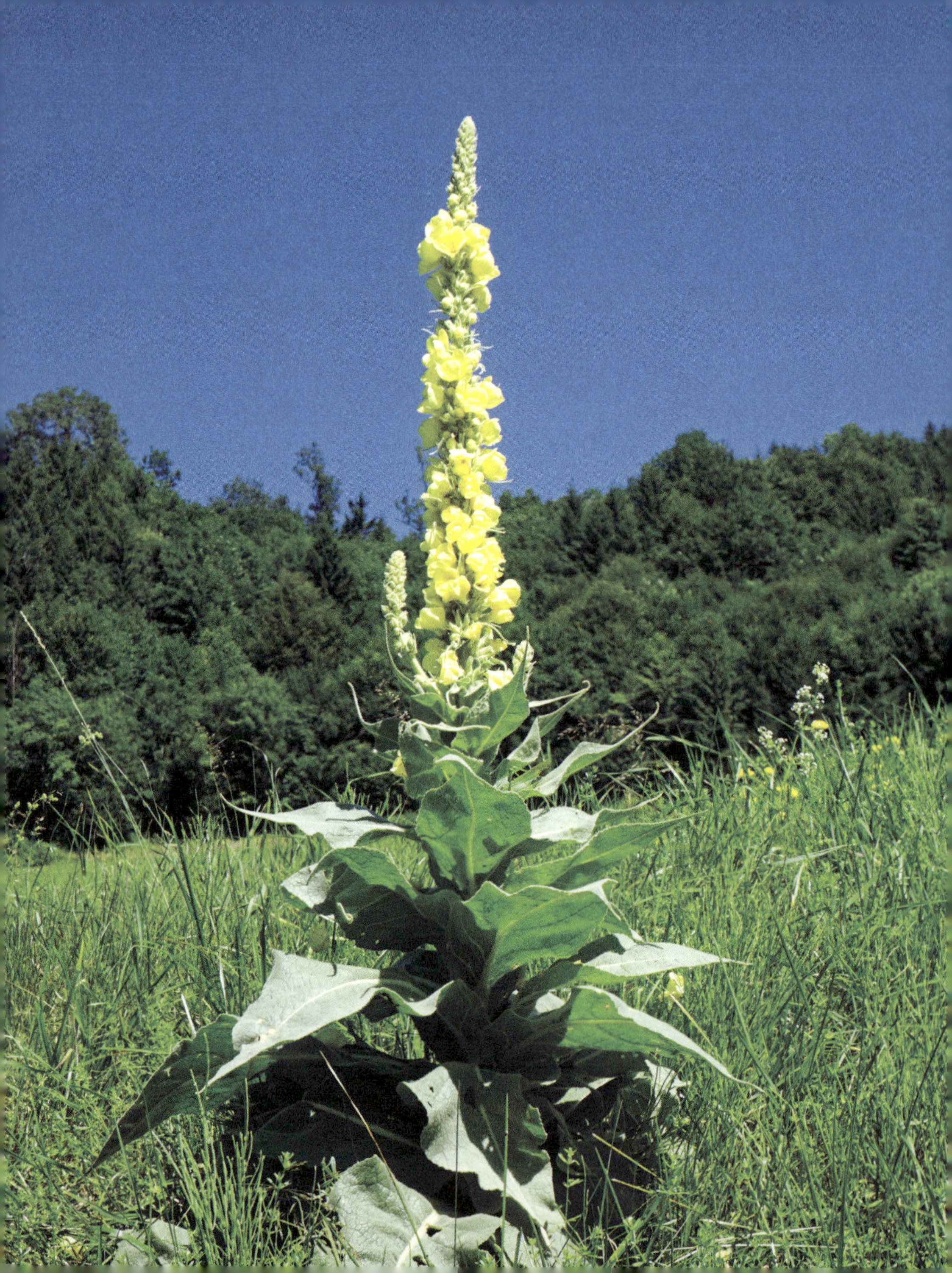

Königskerze

Wohltuend für Leib und Seele

*

Schon in meinen Kinderjahren bestaunte ich die hochstehende gelbblühende Königskerze als wunderbare Erscheinung in der Natur. Später, in meiner Jugendzeit, gab mir mein Lehrförster einen breiten Einblick in diese zweijährige Zier- und Heilpflanze. Der leuchtende Blütenstamm erreicht eine Höhe von fast zwei Metern und ist auch äußerst nützlich für die Insektenwelt.

Eine besondere Heilpflanze

Wie bei vielen Heilpflanzen sind die zahlreichen Königsblumenarten je nach Region unter weiteren Bezeichnungen wie Wohlblume, Wetter-, Donner- und Blitzkerze bekannt. Immer wieder freue ich mich, wenn die wildwachsende Pflanze Sommer für Sommer meinen Garten verschönert. Die Blütezeit erstreckt sich von Juni bis September. Seit langer Zeit hat ihre Heilkraft zum Wohle von Leib und Seele gesorgt. Wie bekannt ist, helfen der hohe Anteil an Schleimstoffen und anderen Substanzen bei entzündeten Atemwegen, bei Husten jeder Art und Katarrh. Nach Hildegard von Bingen stärken Königskerzenblüten auch das schwache und traurige Herz und machen den Menschen wieder fröhlich. Dazu die frischen oder getrockneten Blüten in Gerichten mitkochen, beimengen, unter den Salat mischen oder auf Desserts streuen.

Einsatz nicht nur in Erkältungstees

Verwendet werden besonders die Blütenblätter und Blüten der Kleinblütigen Königskerze und der Wilden Königskerze. Man sammelt die Blüte zur hohen Blütezeit für einen Bestandteil des Hustentees. Wie in einem alten Kräuterbuch von 1590 beschrieben wird, gibt es bei Hämorrhoiden kein besseres Heilmittel als die Königskerze. Die Blüten sind nicht nur für die Heilkunde von Bedeutung, sondern können auch gegessen werden. Frisch gepflückt besitzen sie einen zarten Honigduft, schmecken leicht süßlich und fruchtig. Die Königskerze liebt die Sonne, speichert die wärmenden Strahlen in den Blüten und wirkt erhellend auf das Gemüt.

Rezept

Suppe mit getrockneten Königskerzenblüten

Königsblüten verleihen jeder Suppe einen besonderen Geschmack und eine kräftige Farbe. Hierzu 1 EL getrocknete Blüten im Suppentopf ca. 10 Minuten ziehen lassen, abseihen und löffelweise genießen.

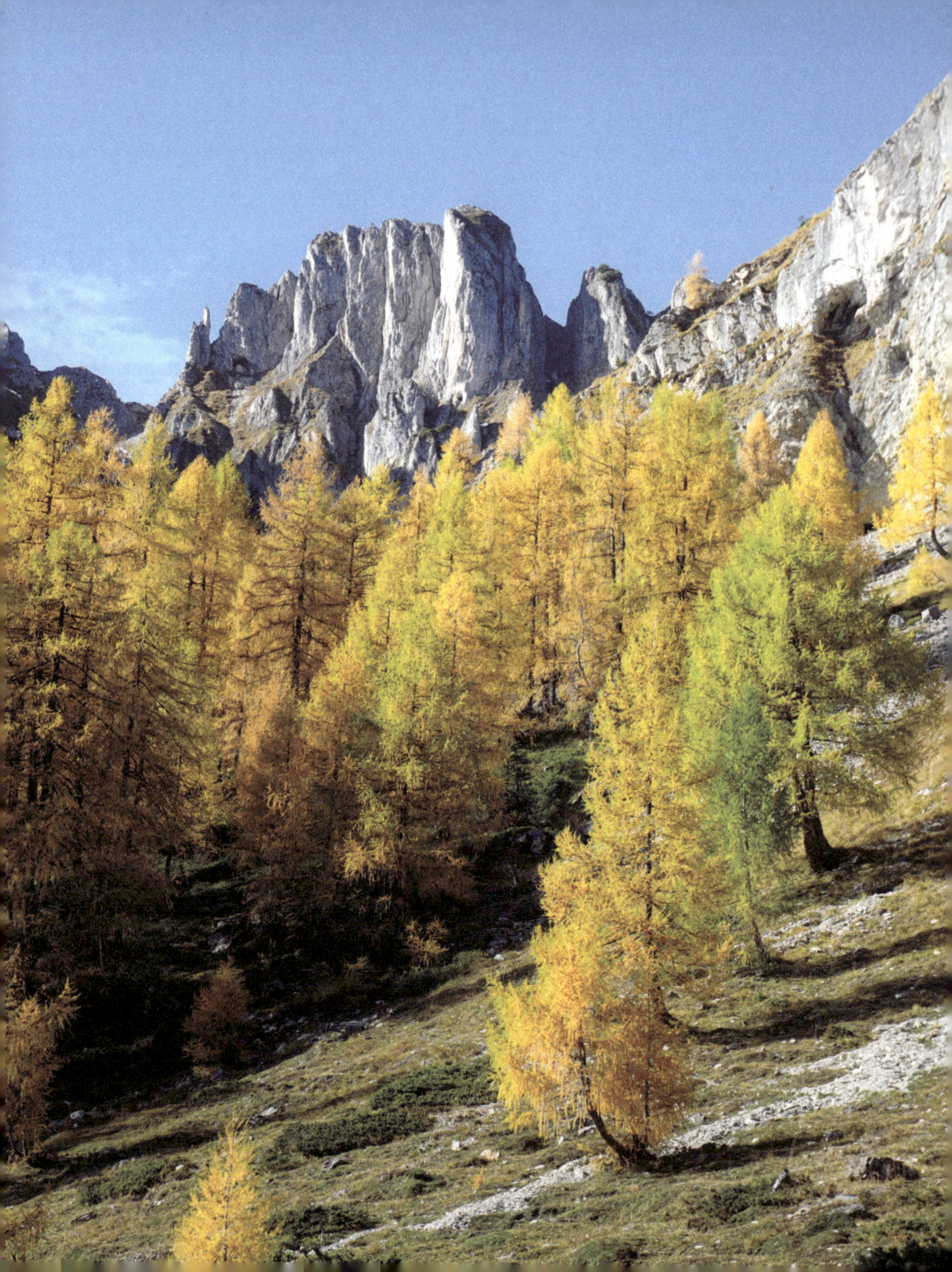

Lärche

Reinigt, verschließt und heilt Wunden

*

Was für ein herrlicher Anblick, wenn im Spätherbst die Lärchen weithin gelb bis goldbraun in unserer Bergwelt leuchten! Alle Lärchenarten sind sommergrün. Neigt sich das Jahr aber dem Ende zu, werfen sie ihre orangen, dann hellgrünen und zuletzt hellgelben, nadelförmigen Blätter ab – und damit zieht der strenge Winter ein. Gerade im Hochgebirge, wo Laubhölzer nicht mehr gedeihen, findet die tief und fest verwurzelte Lärche neben der Zirbe ihren Platz.

Sonnengelber Goldschatz

Der genügsame Nadelbaum, auch bezeichnet als Lorchbaum, Lörbaum oder Schönholz, wird bis zu 50 Meter hoch, braucht aber von Jugend an viel Licht. Die rundlichen männlichen Blütenzapfen stehen einzeln an den Zweigen und werden maximal 1 Zentimeter groß. Die weiblichen Zapfen sind anfangs grün, rot oder purpurfarben und benötigen zur Reife etwa ein halbes Jahr. Die Nadeln stehen büschelweise an den Trieben und erneuern sich im Jahresrhythmus.

Das witterungsbeständige Lärchenholz wird in der Holzindustrie und im Gewerbe geschätzt und für verschiedene Produkte verwertet. Die Lärche birgt aber noch einen ganz anderen Schatz: Harz hat die Aufgabe, Wunden zu schließen, das Holz des Baumes elastisch zu machen und Schädlinge abzuwehren.

Wundbalsam Lärchenpech

Die alten Volksheilkundigen wussten um die wohltuende Wirkung von Baumharz bei Entzündungen der Haut, Muskeln und Gelenke, aber auch bei Zerrungen und Quetschungen. Lärchenpech (Harz) ist von Natur aus geeignet, Wunden zu reinigen, zu verschließen und abzuheilen. Das Harz der Lärche ist wohl das beste Wundheilmittel aus der grünen Apotheke. – Mit viel Pech Glück gehabt, so könnte ich meine eigene Erfahrung treffend beschreiben. Bei einem Autounfall vor Jahrzehnten erlitt ich an der linken Wade eine tiefe Wunde mit schweren Quetschungen. Die Verletzung erforderte eine rasche Behandlung im Krankenhaus. Damit begann mein Leidensweg. Obwohl die Wunde sorgfältig gereinigt und genäht wurde, wollte sie nicht abheilen und die Entzündung wurde schlimmer. Der Arzt war ratlos und empfahl eine weitere Operation mit Hauttransplantation. Darüber kam ich mit einem Jagdkameraden ins Gespräch. Er bot mir eine Behandlung mit seiner Lärchenpechrezeptur an. Das Rezept war ein Familiengeheimnis, das von einer Generation an die nächste weitergegeben wird. Anfangs habe ich darüber noch gelächelt, sagte aber einer Behandlung zu, weil ich ohnedies keinen anderen Ausweg wusste. Nun zur Prozedur: Eine aufgewärmte Masse aus Lärchenpech, Ölen und verschiedenen Heilkräutern wurde auf ein Leinentuch gestrichen und auf die stark entzündete Wunde aufgelegt. Schon nach kurzer Behandlungszeit verspürte ich ein angenehmes Jucken. Nachdem das Pflaster noch einige Male aufgelegt wurde, heilte die Wunde rasch ab. Seit damals schwöre ich auf diese Art der Wundbehandlung. Die schwierige Hauttransplantation blieb mir erspart, der behandelnde Arzt war erstaunt und ich wieder gesund.

Begehrtes Rohharz seit Jahrhunderten

Jeder Baumart besitzt ihr eigenes Harz, das sich in Geruch, Konsistenz und Farbe unterscheidet. Inzwischen hat sich mein Wissen um diesen kostbaren Rohstoff der Natur vertieft. Lärchenpech enthält 200 verschiedene chemische Bestandteile, die den Wundheilungsprozess unterstützen. In Österreich ist die Tradition der Pecherei (Harzgewinnung) allerdings fast ganz ausgestorben. Aber in der Vergangenheit wurde aus dem Harz der Bäume eine Vielzahl von Naturprodukten gewonnen. Heute wird das Rohharz aus fernen Ländern wesentlich billiger importiert. Rohharz hat einen breit gestreuten Verwendungsbereich für diverse Kosmetika, Salben und Pasten. Dabei geht der Trend zurück auf traditionelle volksmedizinische Rezepte.

Lärchenpech – erprobt in der Volksmedizin

Als lokales Antiseptikum wird Lärchenpech in Salben und als Pflaster zur Behandlung von Entzündungen, eiternden Wunden und Ähnlichem verwendet. Es hilft bei Verletzungen von Mensch und Tier und war in der Vergangenheit oft die einzige Möglichkeit, Wunden zu desinfizieren und zu behandeln. Zur Gewinnung des Harzes werden stehende, harzreiche Bäume angebohrt. Im Laufe der Zeit füllen sich die Löcher mit Harz. Eine zweite Methode besteht darin, Lärchenholzstücke so weit zu erhitzen, dass sich das Harz vom Holzgerüst löst. In manchen Gebieten ernten Bauern noch heute das Harz aus Lärchenbeständen und bieten es zum Kauf an.

Abwehr und Abschirmung

Menschen stehen mit Bäumen und ihren Früchten, aber auch mit dem Holz seit Urzeiten in einer engen Beziehung. Immer wieder versuchte man den vielen Geheimnissen des Holzwachstums auf die Spur zu kommen. Mythen, Kult und Brauchtum waren primär an den lebenden Baum gebunden, übertrugen sich aber auf das Holz. In der Symbolsprache der Hölzer galt die Lärche in einigen Gegenden als zauberabwehrend und Schutzbaum des Hauses. In Tirol etwa hielt sich einst die Vorstellung der Unbrennbarkeit von Lärchenholz. Wissenschaftlich nachgewiesen wurde allerdings, dass Lärchenholz eine extrem gute Abschirmung von Mikrowellenstrahlung etwa im Mobilfunk ermöglicht.

Rätselhafter Lärchenschwamm

Vor Jahren ersuchte mich eine Freundin meiner Schwester um einen Lärchenschwamm. Für mich als Förster, so glaubte sie, sei das eine leichte Aufgabe, einen solchen zu finden. Sie benötigte den Schwamm, wie sie mir erzählte, zur Herstellung einer Gesundheitstinktur nach einem alten Familienrezept. Täglich einige Tropfen davon sollen äußerst heilsam gegen viele Leiden sein und allgemein vorbeugend wirken. Zu meiner Verwunderung konnte ich den begehrten Schwamm nicht finden: Er ist in Europa vom Aussterben bedroht und nur mehr ganz vereinzelt in hohen Lagen zu finden, wie ich inzwischen weiß. Der Schwamm wächst als Parasit meist nur auf Altstämmen. Endlich, Jahre waren vergangen, fand

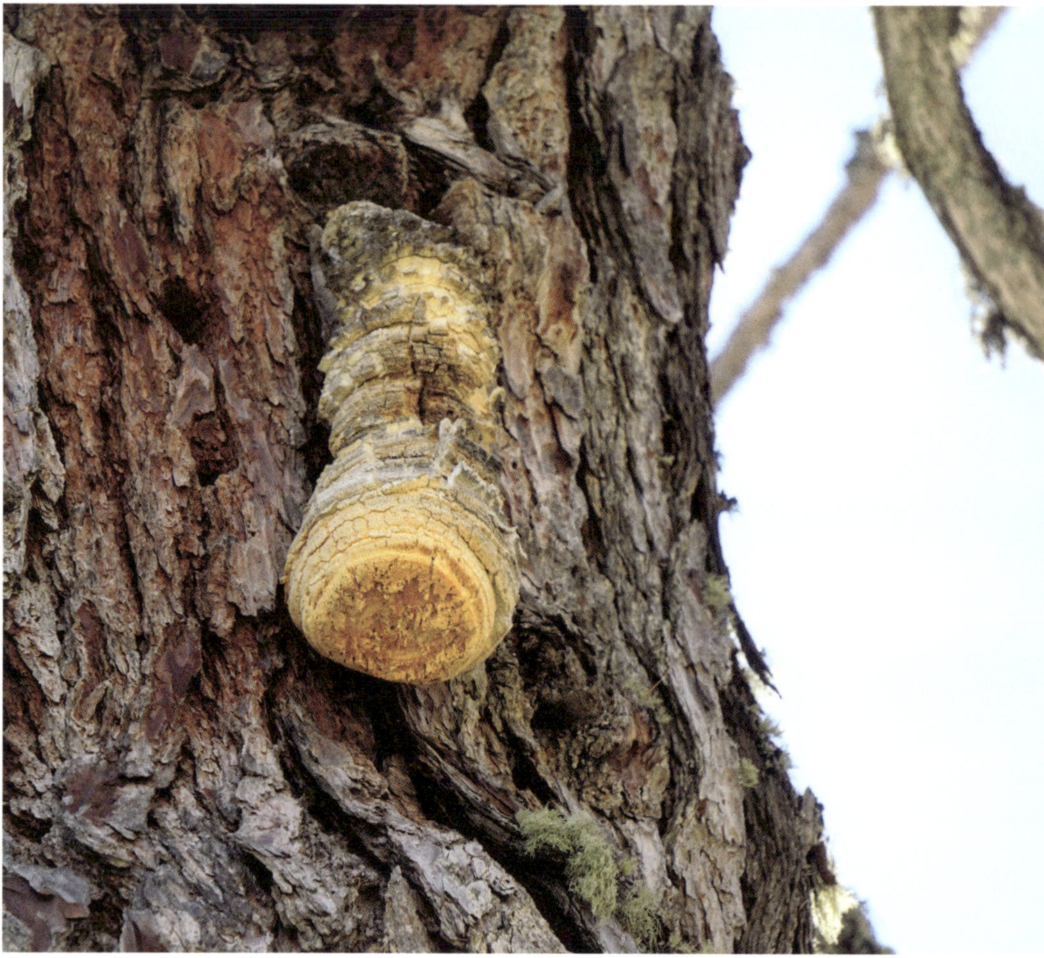

ich ein Exemplar dieser raren Spezies auf einem alten Lärchenstamm. Der trockene, später weiche und leicht zerbrechliche Schwamm war übrigens schon den Ärzten des Altertums bekannt und wurde vielseitig eingesetzt. Er war über Jahrhunderte aufgrund seiner Heilwirkung der begehrteste und berühmteste Pilz, vergleichbar mit der Ginsengwurzel in Asien. Auch im arabischen Raum und in Indien war die Nachfrage nach der Arznei enorm groß. Den „Apothekerschwamm", wie er auch genannt wurde, kauften Apotheken und verarbeiteten ihn in zahlreichen Medikamenten. In vielen mittelalterlichen Kräuterbüchern hat der Schwamm bei Rheuma, Gicht, Brust- und Lungenleiden große Bedeutung. Neben Bitterstoffen, Harz und weiteren Inhaltsstoffen ist die Agaricinsäure (bis zu 18 %) ein wirksamer Bestandteil des Pilzes. Das uralte Volksheilmittel dient bis heute als Zugabe von Bitterlikören und Magenschnäpsen. Zum Schluss: Der Lärchenschwamm wird heute homöopathisch zur Arznei produziert und verdünnt aufbereitet. Allerdings ist größte Vorsicht geboten, um eine vergiftende Überdosis zu vermeiden. Schlimmstenfalls kann ein Zuviel an Agaricinsäure Atemstillstand verursachen.

Anwendung

Lärchenpechsalbe (nach dem Rezept einer Bäuerin)

Für die Lärchenpechsalbe gibt es mehrere Zubereitungsmöglichkeiten. Nach dem Grundrezept wird einfach das reine Lärchenpech aufgelegt. Eine Bäuerin hat mir jedoch verraten, dass sie die Salbe zu gleichen Teilen aus Lärchenpech, Fichtenpech, Butterschmalz und Bienenwachs herstellt. Sie geht dabei so vor:

Das Gemisch in einer Schüssel über dem Wasserbad erhitzen, langsam schmelzen und kaltrühren. Abseihen und in ein geeignetes Gefäß füllen. Vor Gebrauch wird die klebrige Masse erhitzt und mit einem sauberen weißen Leinentuch auf die Wunde aufgelegt.

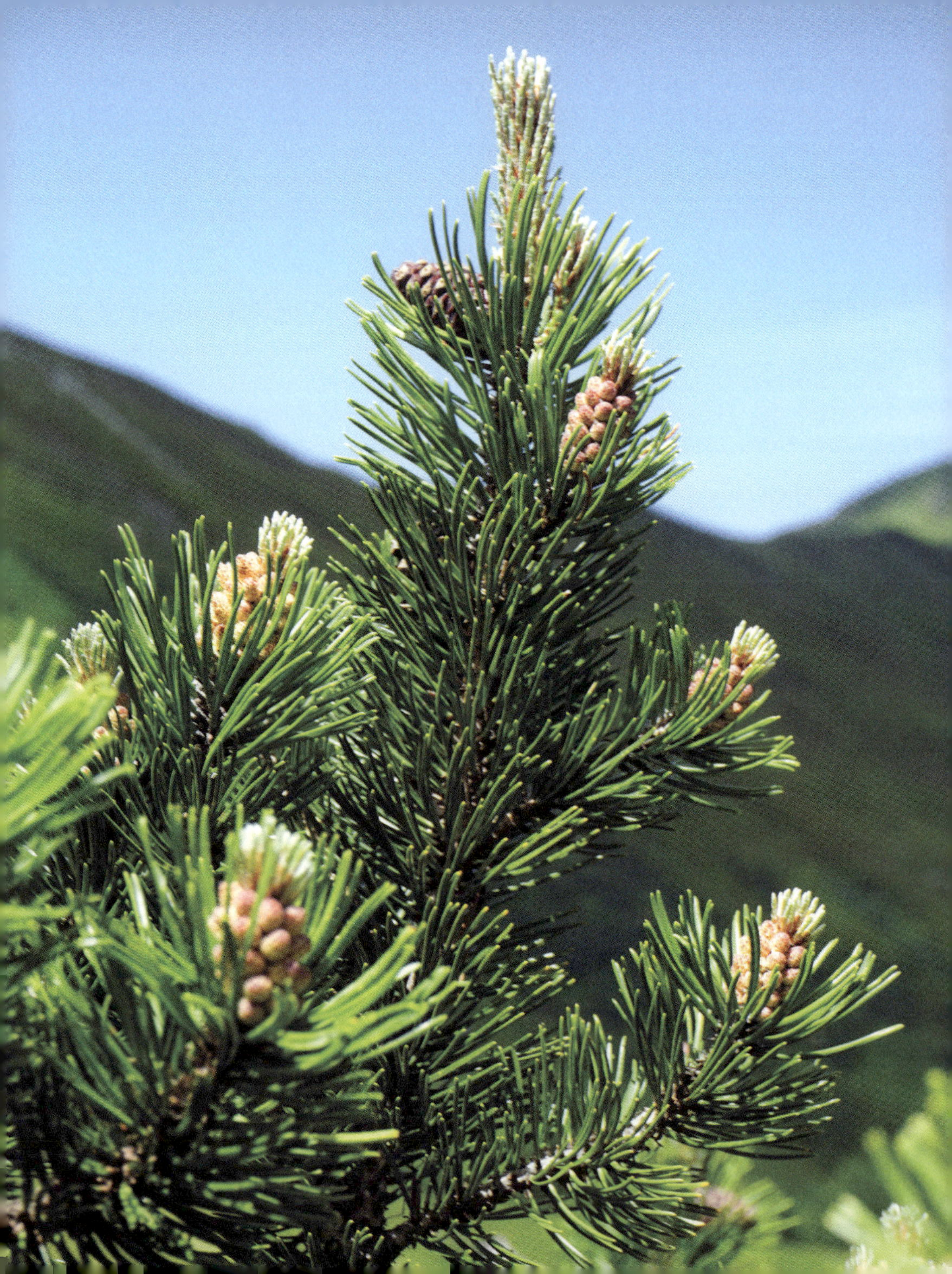

Latsche

Schleimlöser bei Atemwegserkrankungen

*

Die Latsche, auch als Bergkiefer, Latschenkiefer, Legföhre, Krummholzkiefer oder Krüppelkiefer bekannt, gedeiht meist an der obersten Waldgrenze zwischen Fels und Steilhängen. Die ausgesprochen zähe Baumart mit extremem Wurzelwerk, elastischen und zähen Stämmchen und Ästen trotzt widrigen Windverhältnissen und Lawinen.

Unverwüstlich

Die dunkelgrünen paarweise angeordneten Nadeln sind oft sichelförmig gekrümmt. Die männlichen Blüten zeigen sich in der Blütezeit (Mai–Juni) in goldgelben eiförmigen Kätzchen, die weiblichen Blüten sind hingegen dunkelrot und wachsen an den Spitzen der jüngsten Zweige. Latschen werden maximal dreihundert Jahre alt und erreichen eine Höhe von bis zu drei Metern. Wie ich bei meinen Wanderungen im steilsten Alpingelände immer wieder erlebte, hielten die dichten, niedergedrückten Stämme bei speziell fleckenartigem Bewuchs oft ein undurchdringliches Geflecht. Hingegen festigen die knorrigen Gewächse den steilen Berghang und schützen Mensch und Tier vor Lawinen, Felssturz und Murabgängen.

Heilende Wirkung des Öls

Was unsere Vorfahren schon lange wussten, wird heute wissenschaftlich bestätigt: Wertvolle Inhaltsstoffe bestimmter Holzarten haben auf die Gesundheit der Menschen eine beachtliche Wirkung. Über Jahrmillionen haben Baumarten ein ausgeklügeltes System entwickelt, das sie vor Pilz- und Bakterienbefall weitgehend schützt. In einem einzigen Baum befinden sich 800 bis 1 000 verschiedene ätherische Komponenten. In der Aromatherapie wird die Kraft der Bäume und Sträucher durch Salben und Öle mit diversen Zutaten aus der Natur mit Erfolg eingesetzt. Genutzt wird auch das aus den Nadeln sowie frischen zerkleinerten Ästen gewonnene Latschenkieferöl. Ihm wird heilende Wirkung bei rheumatischen Beschwerden, Nervenerkrankungen und Erkältungen zugeschrieben. Mit Hilfe der Wasserdampfdestillation wird das ätherische Öl der Latschenkiefer hauptsächlich aus ihren Nadeln extrahiert.

Anwendung

Latschenöl zur Entspannung

Nach der Ernte wird das Astwerk mit Nadeln gehäckselt und in den Destillationskessel eingebracht, 8 Stunden erhitzt, das Öl mit Wasserdampf destilliert sowie in der Folge gefiltert. Für 1 Liter Öl benötigt man eine große Menge Latschen. Das Latschenöl dient als entspannender Aufguss oder als Zusatz diverser Cremen. Auch zur Verbesserung des Raumklimas sowie in Bädern und Wickeln wirkt es wohltuend.

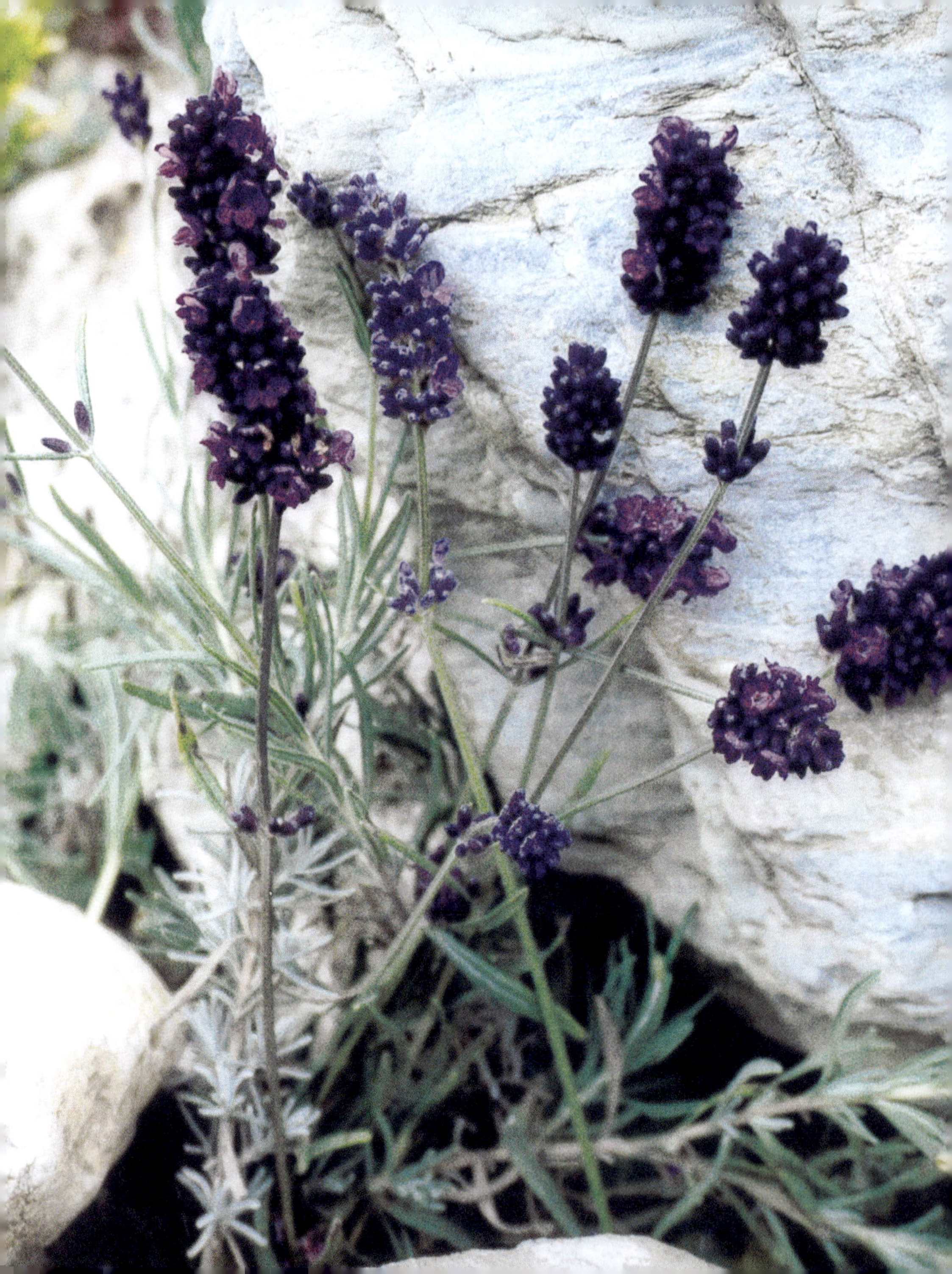

Lavendel

Nervenkraut der Klöster

*

Der Echte Lavendel hat seine ursprüngliche Heimat in den Küstengebieten des Mittelmeerraumes. Das seit langer Zeit hochgeschätzte „Nervenkraut", wie es auch genannt wird, brachten einst Benediktinermönche von dort in die Alpenregion.

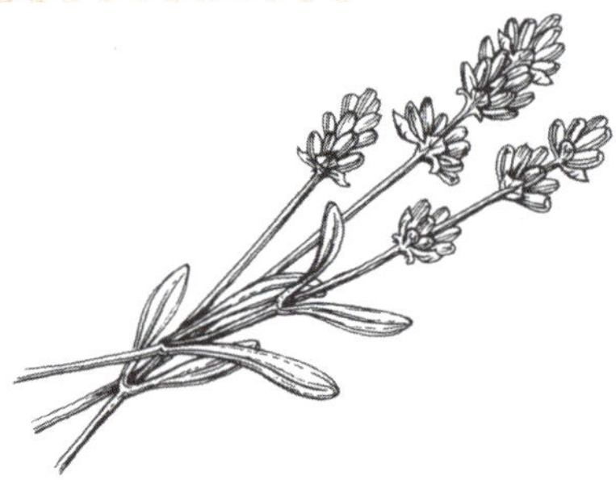

Anti-Stress-Wirkung

Der kleine aromatische Strauch wird maximal 150–200 Zentimeter hoch und blüht in Mitteleuropa, je nach Klima, von Juli bis Oktober. Von den Klostergärten kam der Lavendel auch in viele Privatgärten. Das duftende Kraut blüht nicht nur schön, sondern dient vielen Insekten als wertvolle Nahrung. Aber der Lippenblütler mit der enthaltenen Duftsubstanz Linalool kann viel mehr: Wie Studien zeigen, beruhigt Lavendel gestresste Nerven, wirkt entspannend, ausgleichend, antiseptisch und krampflösend. Aus Stängel und Blüten wird mittels Wasserdampfdestillation das ätherische Lavendelöl gewonnen. Das wertvolle Öl wirkt besonders auf das vegetative Nervensystem, sorgt für ein beruhigendes, stärkendes Bad und kann auch desinfizierend bei verschiedenen Hautkrankheiten sein. Um seine krampflösende Wirkung zu nutzen, kann Lavendel innerlich und äußerlich eingesetzt werden.

Lavendeltee wirkt wunderbar beruhigend vor dem Einschlafen. Als Tee eignen sich die jungen Blüten vor dem gänzlichen Aufblühen.

Empfehlenswert in den eigenen vier Wänden

Zierliche Lavendelpölsterchen mit getrockneten Blüten duften in den Räumlichkeiten meines Hauses und halten zudem Motten in den Kleiderkästen fern. Auch eine Duftlampe mit Lavendelöl wirkt angenehm. Junge Blätter und weiche Triebe eignen sich in der Küche daheim auch zum Verfeinern von diversen Fleisch- und Geflügelspeisen sowie Suppen und Saucen.

Rezept

Lavendeltee

2 TL mit getrockneten Blüten mit 1/4 l Wasser übergießen, ca. 15 Minuten ziehen lassen und mit Honig und etwas Zitronensaft den Tee schmackhaft ergänzen.

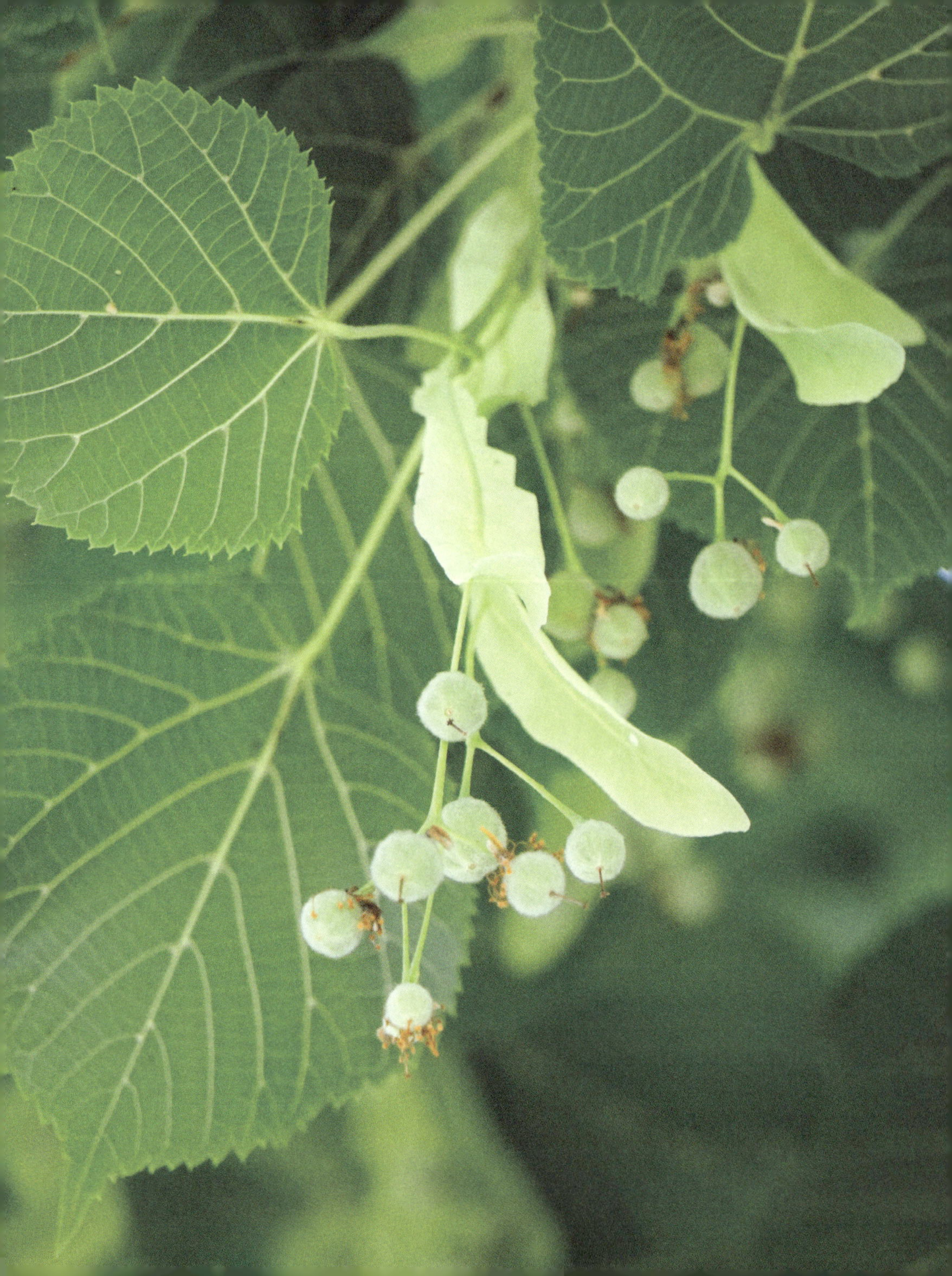

Linde

Verborgene Kräfte in Tees und Kohle

Bäume hatten schon immer etwas Besonderes und Anziehendes. In nahezu allen frühen Kulturen finden sich Spuren für ihre Verehrung. Besondere Bäume waren Heiligtümer, denen spezielle Eigenschaften und Kräfte zugesprochen wurden. Dabei gilt die Linde seit alter Zeit als Baum der Liebe und der Liebenden. Bei den Kelten zählte sie zu den geweihten Bäumen. Unter ihrer breiten Krone wurden Feste gefeiert, aber auch Gerichtsurteile gesprochen. Als ein Echo auf diese Naturverehrung stehen im Mittelpunkt vieler Dorf- und Marktplätze bis heute tief verwurzelte, uralte Lindenbäume. Die Linde wird in alten Volksliedern besungen, in Gedichten gefeiert – und wie der Holunder hat sie auch in der „Hausapotheke" einen festen Ehrenplatz.

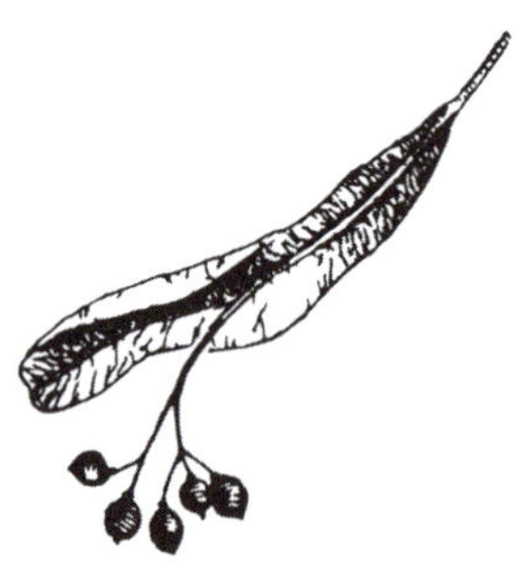

Wichtige Nektarquellen

Während die Winterlinde in ganz Europa vertreten ist, gedeiht die Sommerlinde vorwiegend im südlichen Mitteleuropa. Beide Arten sind sommergrüne Laubbäume, können Wuchshöhen von 25–30 Metern erreichen und annähernd 1 000 Jahre alt werden. In den Alpen ist der von Juni bis Juli blühende Baum bis in Höhen von 1 500 Metern anzutreffen. Die herzförmigen Laubblätter stehen wechselständig. Die Lindenblüten entwickeln sich als hängende Trugdolden. Bei der Winterlinde bilden 2–5, bei der Sommerlinde 4–12 Blüten den Blütenstand. Doch sind Blüten und Blätter der Sommerlinde wesentlich länger als bei der Winterlinde. Die grünlich-gelben Blüten verbreiten in der Naturlandschaft einen angenehmen Duft und dienen als hervorragende und zuckerreiche Nektarquelle für Bienen.

Ein Baum, viele Nutznießer

Das helle, duftende Lindenholz eignet sich wegen seiner weichen Beschaffenheit besonders für Schnitzarbeiten. Nicht nur für Dorfkirchen wurden die Altäre, Heiligenfiguren und Statuen seit mittelalterlicher Zeit aus dem edlen und weichen Lindenholz geschnitzt. Daher ist es nicht verwunderlich, dass die Mönche es als „Heiliges Holz“ bezeichneten. Geschätzt wird die Linde aber auch für den aus ihren Blüten gewonnenen, gesundheitlich wertvollen und mild schmeckenden Honig. Die Früchte der Linde sind 5–7 Millimeter lange, kugelige Nüsse, die sich aus den Fruchtknoten der Blüten entwickelt haben. Im Spätherbst und Winter fallen die Nüsschen ab und dienen vielen Wildtieren als Futter.

Von Natur aus heilsam

Ihre schweißtreibende und den Hustenreiz stillende Wirkung macht die Linde vor allem in Grippezeiten so wertvoll. Dabei sind die Winter- wie die Sommerlinde gleichermaßen von Nutzen. Im Altertum fand die Rinde sogar gegen Aussatz Verwendung und die Blätter wurden gegen Geschwüre eingesetzt. Auch die Kohle von Lindenholz ist von medizinischer Bedeutung und hat heute ihren Platz in der Homöopathie. Pfarrer Sebastian Kneipp verordnete einst bei fieberhaften Erkrankungen zum Ausschwitzen des Übels Lindenblütentee, der ein beliebtes Hausmittel geblieben ist.

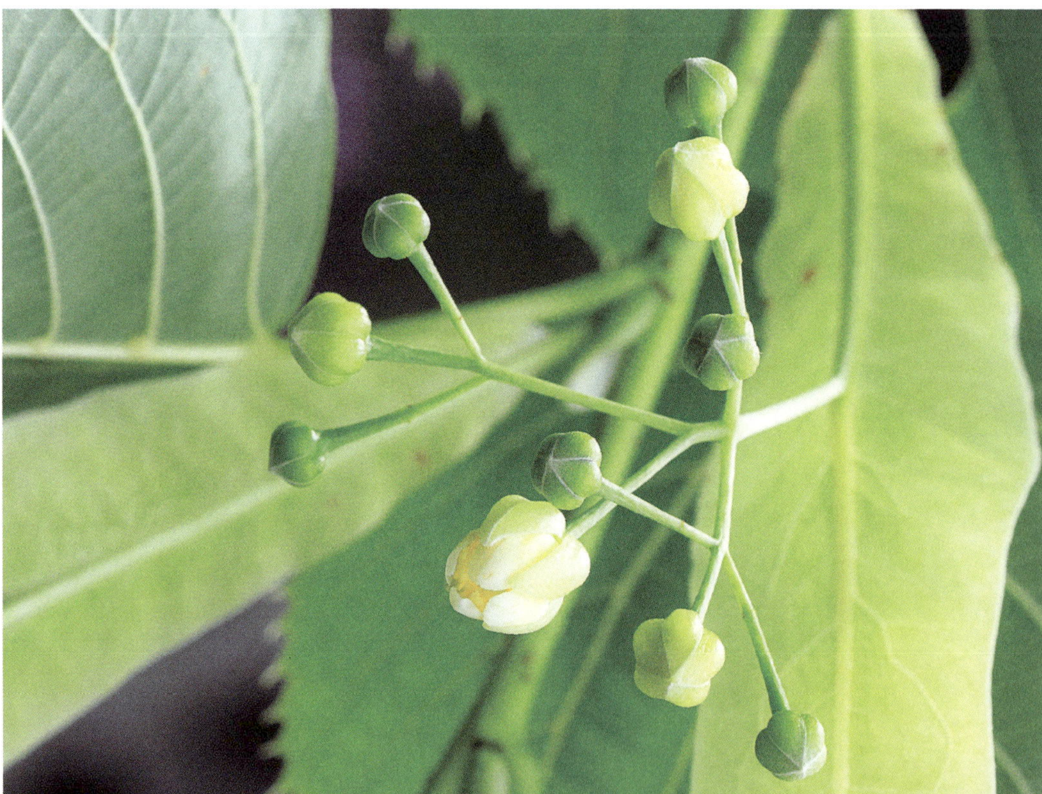

Lindenblütentee zum Schwitzen

Beim Sammeln sollte man Folgendes beachten: In den ersten vier Tagen des Aufblühens enthalten die Lindenblüten die meisten Wirkstoffe. Um diese auch zu erhalten, ist eine schnelle Trocknung zu empfehlen. Nach der Trocknung die Blüten in gut verschließbaren Gefäßen aufbewahren. Die stark duftenden ätherischen Öle verdunsten rasch und sind nach einem Jahr gänzlich verflogen, daher sollte man seinen Vorrat auch jährlich erneuern. Die schweißtreibende, aber auch die krampflösende Wirkung machen diesen wohlschmeckenden Tee zu einem wertvollen Hilfsmittel bei Erkältungen und Grippe.
2 gehäufte Teelöffel getrocknete Blüten mit 1/4 l heißem Wasser ca. 10 Minuten lang ziehen lassen. Lindenblütentee schmeckt am besten mit Naturhonig gesüßt.

Heilwissen um die Lindenkohle

Glaubt man den Erfahrungen der Alten, so stecken in der Lindenkohle viele verborgene Kräfte. Morgens und abends eine Messerspitze Lindenkohlepulver, in etwas Wasser oder Milch gelöst, soll bei verschiedenen Leiden wie Lungenkrankheiten, Hustenanfällen, Leberleiden, Gelbsucht, Verdauungsproblemen und Appetitlosigkeit Besserung bringen. In der modernen Homöopathie lebt dieses Wissen weiter.

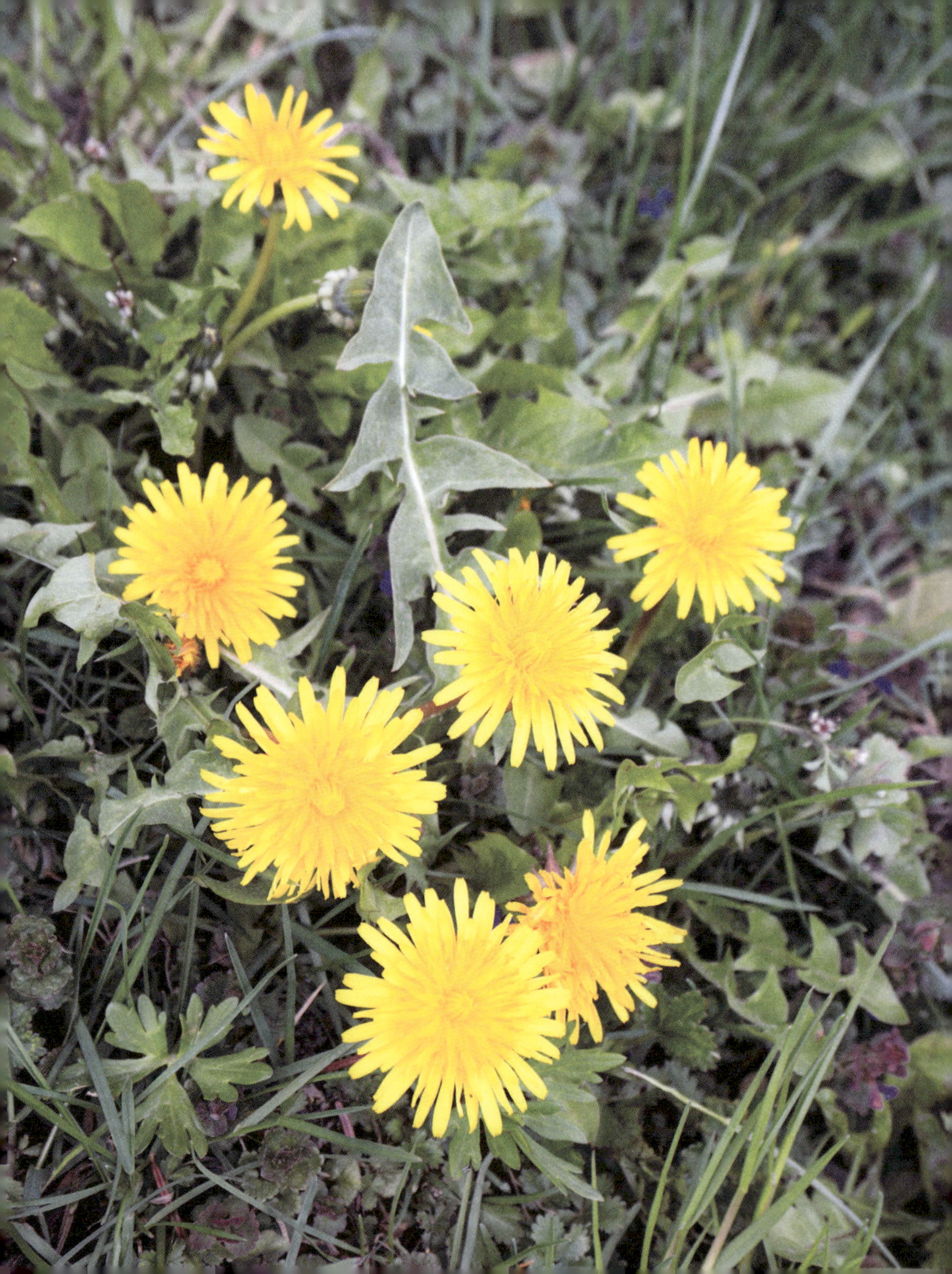

Löwenzahn

Bitterfrisch Gesundheit tanken

*

Der Löwenzahn zählt zu den allerersten Frühlingsboten, dazu hat er die menschliche Fantasie zu diversen Namensgebungen angeregt: Hundblume, Kuhblume, Pfaffendistel, Bitterblume, Saublume usw. Schon bald im Frühjahr, wenn sich nach langem Winter endlich das erste Grün der Felder, Äcker und Viehweiden zeigt, sprießen die jungen Löwenzahnblätter. Auch ich warte jedes Jahr ungeduldig auf diesen Zeitpunkt. Eine Entschlackungskur ist nun angesagt, das Sammeln der Jungblätter und Wurzeln für einen köstlich gesunden Salat kann beginnen. Es sind verschiedene Bitterstoffe, Mineralstoffe und Vitamine, die für die entschlackende, blutreinigende und harntreibende Wirkung des Löwenzahns verantwortlich sind.

Dottergelbe Weiden

Der Löwenzahn blüht im April und kann in manchen Gebieten die Landschaft dottergelb einfärben, so weit das Auge reicht. Für die 15– 20 Zentimeter hohe, krautige Pflanze ist der hohle Stängel kennzeichnend, der einen weißen Milchsaft enthält. Die etwa 10–30 Zentimeter langen Blätter sind unregelmäßig stark gelappt, tief eingeschnitten und gezahnt. Das Wurzelsystem ist stark ausgebildet. Die Wurzeln sind äußerlich braun bis schwarz gefärbt und können bis zu einen Meter lang werden. Aus den leuchtend gelben Blüten entwickeln sich die Samenstände. Sie erinnern uns an frohe Kindertage, als wir die Flugsamen der abgeblühten Köpfe lachend durch die Gegend pusteten.

Breite Anwendung in der Naturküche

Die auf großen Flächen üppig wachsenden Pflanzen bieten eine frühe und kostbare Bienenweide. Der goldgelbe, dickflüssige Löwenzahnhonig hat ein kräftiges Aroma, ist sehr schmackhaft und gesund.
In der Naturküche werden Löwenzahnblätter gern für Salate verwendet. Schon in alten Kräuterbüchern finden sich dazu diverse Rezepturen. Der breit gefächerte Anwendungsbereich des Löwenzahns reicht von Verdauungsproblemen bis hin zu rheumatischen Erkrankungen.

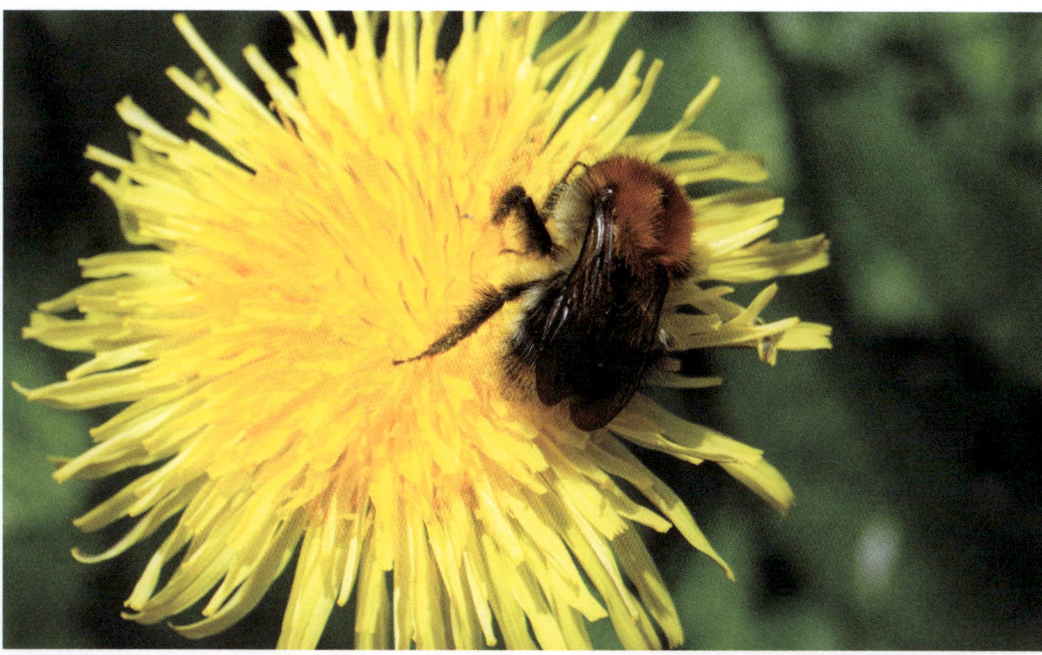

Löwenzahnsalat

Ein paar Regeln muss man befolgen, damit Löwenzahnsalat auch bekömmlich und gesund ist: Die Blätter und Wurzeln sollten vor der Blüte gesammelt werden. Junge Blätter und Wurzeln abseits von Straßen, Wohnanlagen und dergleichen sammeln, sauber waschen und fein schneiden. Mit gekochten, feinblätterig geschnittenen Kartoffeln vermengen, dann mit Öl, Essig und Kräutersalz anrichten. Auch mit Kräuterdressing, Salatdressing, Naturjoghurt und verschiedenen Gewürzen kann das Frühlingswerk gut gelingen.

Löwenzahnhonig (Sirup) nach Pinzgauer Machart

Aus den gelben Blüten lässt sich ein wohlschmeckender, honigähnlicher Sirup gewinnen, der ein geschätztes Hausmittel gegen Husten und Erkältungskrankheiten ergibt. Dafür stehen mehrere Varianten der Zubereitung zur Auswahl. Eine besonders gute Kostprobe erhielt ich von der Mongbäuerin Greti Wiesmann. Sie geht nach diesem Rezept vor:

1 1/2 l Wasser mit etwa 60 Blütenköpfen und dem Saft von 1 1/2 Zitronen leicht sieden lassen. Alles gut abseihen und im Verhältnis 1:1 von Saft und Zucker (ca. 1 l auf 1 kg) leicht köcheln lassen, ab und zu umrühren, bis der Sirup die gewünschte Dicke erreicht hat. Den Sirup in saubere, trockene Gläser füllen.

Löwenzahntee zur Entschlackung

Eine Frühlingskur mit Löwenzahntee zur inneren Reinigung sollte über mehrere Wochen gehen. Nur so stellt sich auch der gewünschte Erfolg ein.

2–3 TL geschnittene Löwenzahnblätter mit kochendem Wasser übergießen, 10 Minuten ziehen lassen und abseihen. Zwischen den Mahlzeiten einige Schalen schluckweise trinken.

Löwenzahntee zur Blutreinigung

Wer mit Darmträgheit zu kämpfen hat, dem kann so geholfen werden: Löwenzahnblätter mit Löwenzahnwurzeln mischen und dazu Hagebutten mit Kernen als Tee aufgießen.

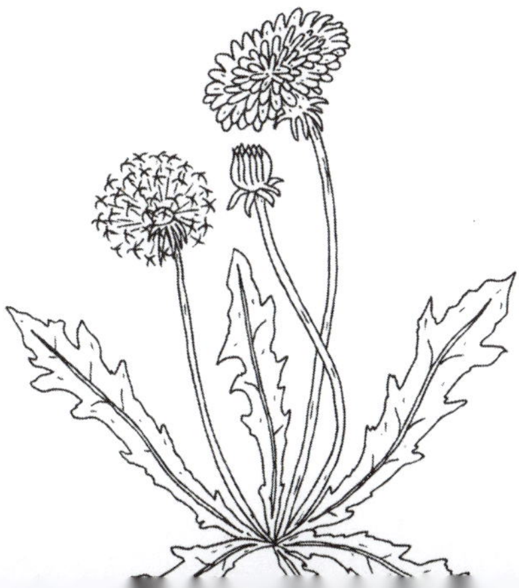

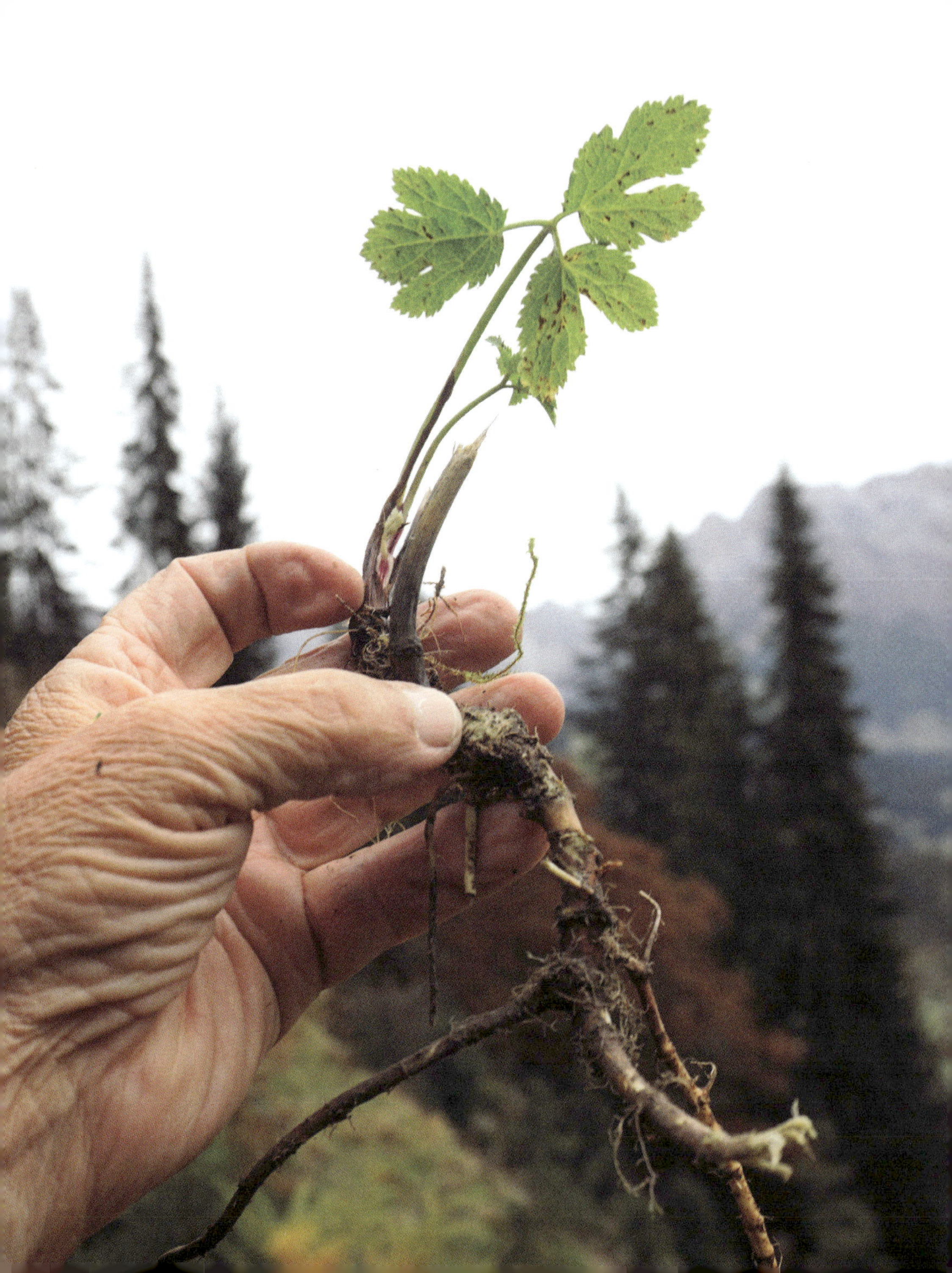

Meisterwurz

Wurzel aller Wurzeln

*

Erinnere ich mich zurück an meine Kindertage, so kommt mir immer wieder die Meisterwurz in den Sinn. Die an einer Schnur befestigte, getrocknete Wurzel wurde uns Kleinen um den Hals gehängt, um uns vor allem Bösen, Unheil und Krankheit zu bewahren. Im Bubenalter dann brannten wir mit einer Nadel ein Loch in die kurz geschnittenen, runzeligen Wurzelstücke und rauchten sie wie eine Zigarette. Um gegen allerlei Wehwehchen vorzubeugen, so sagten wir wenigstens. Ja, allein der Glaube versetzt bekanntlich Berge. Aus der Volkskultur ist überliefert, dass die Meisterwurz für eine geheimnisvolle Zauberpflanze gehalten und als Heilpflanze gegen vielerlei Krankheiten gebraucht wurde. Sie war als Bergwurzel, Kaiserwurzel, Magistratswurzel, Haarstrangwurzel sowie unter weiteren Namen bekannt. In der Johannisnacht wurden die Wurzeln ausgegraben und über der Stalltür angebracht, um Hexen und bösen Geistern den Einlass zu verwehren. Aus denselben Beweggründen gab man an den Rauchabenden zur Weihnachtszeit etliche Meisterwurzen in das Räucherfass.

Vielfach anzutreffen im Gebirge

Die krautige Pflanze mit ihrem gerillten hohlen Stängel und den lederartigen dreizähligen Blättern wird bis nahezu 1 Meter hoch. Sie wächst mit Vorliebe auf feuchten Wiesen oder Hanglagen und ist in Höhen bis zu 2500 Meter verbreitet. Sie verströmt einen stark würzigen Geruch, der an Möhren und Sellerie erinnert. Besonders im Gebirge wächst sie

in Massen in Gemeinschaft mit der Alpenpestwurz. Aber Vorsicht – Verwechslungsgefahr mit dem Schierling! Die grasgrünen, eiförmigen Laubblätter der Meisterwurz sind an der Unterseite und an den Rippen flaumig behaart. Die weißen bis rosafärbigen Blüten erscheinen von Juli bis August und stehen in großen flachen Dolden ohne Hüllblätter. Daraus entwickeln sich kurze, breit geflügelte Früchtchen. Die etwa daumendicke, etwas milchige Hauptwurzel hat mehrere Nebenwurzeln, ist außen braun, riecht stark aromatisch und hat einen scharfen, etwas bitteren Geschmack. Sammelzeit ist im Frühjahr und Herbst. Die im Frühling geernteten Wurzeln im Schatten trocknen, im Herbst auch an der Sonne.
Im Mittelalter war die „Wurzel aller Wurzeln" unter dem Namen Magistrantia bekannt und wurde bereits in Apotheken um teures Geld angeboten. Ätherisches Öl, Bitterstoffe, Gerbstoffe, Harz und weitere Wirkstoffe machen die Meisterwurz so wertvoll; ihr Zusammenspiel entfaltet eine schweiß- und harntreibende, krampflösende, blutreinigende, magenstärkende und fiebersenkende Wirkung. Im Alpenraum wird die Meisterwurz zudem als Würzpflanze geschätzt, so für die Herstellung eines aromatischen Kräuterkäses. Die scharfen Inhaltsstoffe brennen auf der Zunge ähnlich wie Pfeffer und als Speisegewürz regen sie den Speichelfluss an.

Anwendung

Meisterwurz roh gekaut

Ein in der Vergangenheit oft bewährtes Mittel gegen allerhand Leibweh ist das Kauen der rohen Wurzel. Es soll zuverlässig helfen bei Magen- und Darmbeschwerden, Fieber, Bronchitis und weiteren Leiden. In kleine Scheiben geschnittene Wurzelstücke werden im Mund langsam zerkaut.

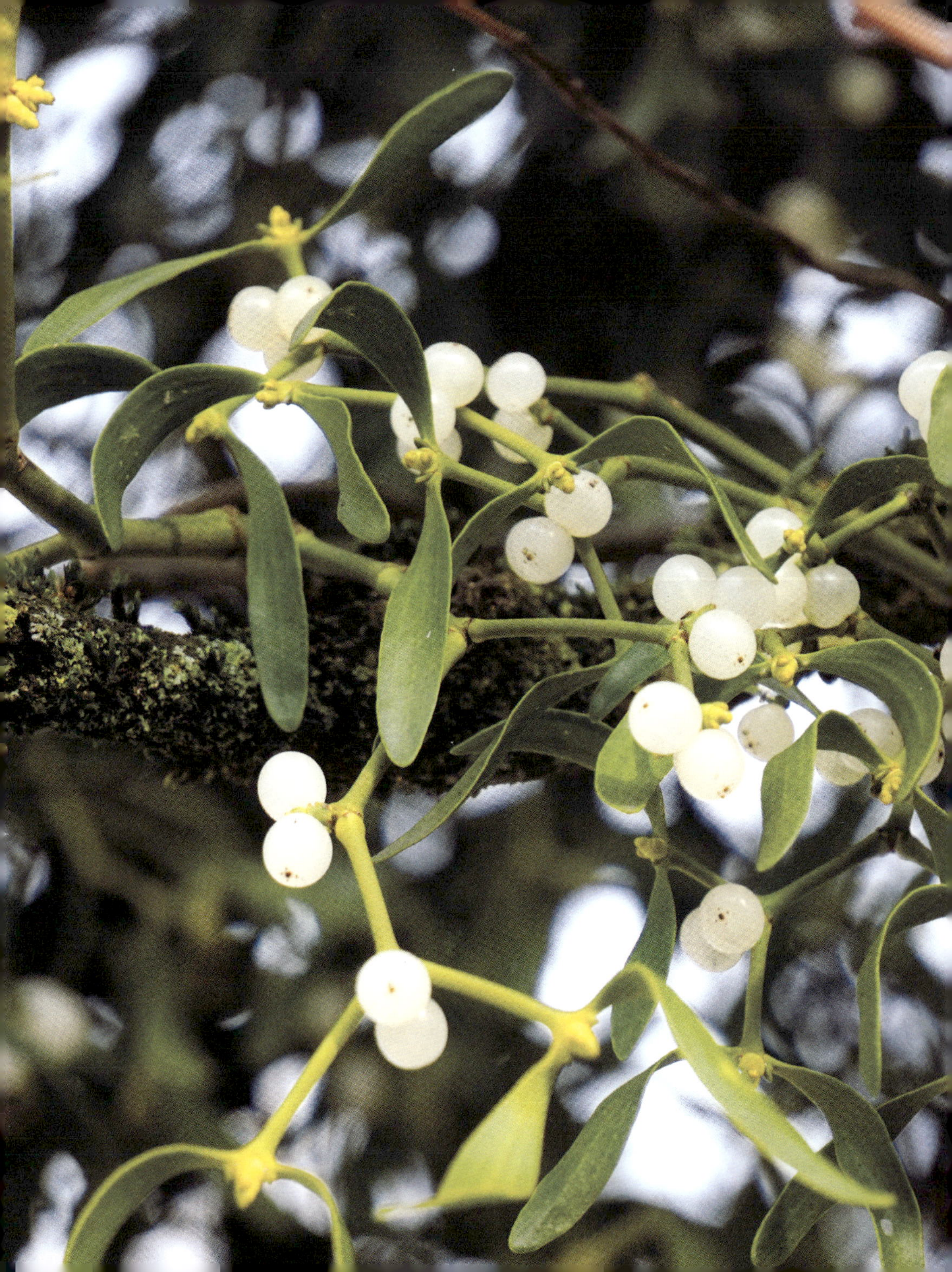

Mistel

Gift in den Blüten, Heilkraft in den Blättern

*

Die Heilwirkung vieler Pflanzen und ihre exakte Anwendung ist den Menschen seit der Frühzeit bekannt. Unsere Vorfahren waren uns in der Naturbeobachtung voraus und weit überlegen. Dabei waren sie nicht nur aufmerksame Beobachter, sie hielten die Natur auch für heilig, besetzt von wohlwollenden, aufbauenden und auch zerstörerischen Kräften. Denn ihr Naturbild umfasste viel mehr als nur die stofflich-materielle Wirklichkeit. In der Verehrung der Mistel kommt diese mythische Naturanschauung und das mystisch gestimmte Naturerleben vergangener Zeiten besonders deutlich zum Ausdruck.

Wachstum auf Laub- und Nadelbäumen

Wenn die Laubbäume vor der Vegetationsruhe ihre Blätter abwerfen und kahl in der spätherbstlich-winterlichen Landschaft stehen, sind die buschigen immergrünen Mistelstände besonders gut sichtbar. Die bis etwa 30 Zentimeter hohen und bis zu 1 Meter breiten Halbschmarotzerpflanzen gedeihen auf verschiedenen Laub- und Nadelbäumen. Je nach Wirtsbaum wird bei den Unterarten zwischen Laubholz- Mistel, Tannen-Mistel und Kiefer-Mistel unterschieden.

Die festen lederartigen Blätter der Weißbeerigen Mistel sind im Sommer gelblich, im Winter tiefgrün. Die weißen klebrigen Beerenfrüchte sind eine vorzügliche Nahrung für zahlreiche Vogelarten, die durch die Ausscheidung der unverdauten Samen für Verbreitung und Vermehrung sorgen. Die ausgeschiedenen Samen kleben an den Baumästen, entwickeln zunächst Wurzeln, die durch die Rinde ins Holz eindringen, und entziehen dabei dem Wirtsbaum Wasser und Nährstoffe.
Im Jänner und Februar entwickeln sich gelbgrüne Blüten, aus denen sich von Herbst bis Winter die weißen klebrigen Beerenfrüchte bilden. Schon die Römer erzeugten aus diesen klebrigen Beeren einen Leim. Auch für den Vogelfang wurde dieser verwendet, vermutlich kommt daher der Name „Leimmistel".

Heilige Pflanze und Hexenkraut

Im Volksbrauch heißt sie Hexenkraut, Vogelkraut, Wintergrün oder Nistel – und sie galt allenthalben als Zauberpflanze. Für die Kelten war sie heilig. Selbst wenig Geschichtsinteressierte kennen die Populärfassung der Geschichte: Sie haben irgendwann ein Asterixheft gelesen und sind so dem Druiden Miraculix, der goldenen Sichel zum Mistelschneiden und dem Zaubertrank begegnet. Tatsächlich war die keltische Verehrung für die Mistel so groß, dass diese zeremoniell und mit einem speziellen Schneidewerkzeug von den Bäumen geschnitten wurde. Auch die Germanen schätzten die Mistel als Wunderpflanze und nannten sie ein Geschenk des Himmels zum Wohle der Menschheit.
In etlichen europäischen Ländern werden auch heute noch Misteln als Weihnachts- und Neujahrsschmuck verwendet und an die Haustüren gehängt. Auch dieser Brauch lässt sich auf alten Geisterglauben zurückführen. Küssen sich Paare unter Mistelzweigen, bleibt ihnen das Glück treu, heißt

es, und eine baldige Hochzeit steht bevor. Die Mistel ist schließlich auch ein Symbol der Fruchtbarkeit und sie wird in unzähligen Kräuterbüchern für ihre Heilkraft gepriesen.

Medizinische Verwendung

Kaum eine Heilpflanze wurde wissenschaftlich so umfassend untersucht wie die Mistel. Eine breite Palette von Mistelpräparaten wird in den Apotheken angeboten.
Pflanzliche Proteine, Zuckerverbindungen, Farbstoffe (Flavonoide), Vitamin C, Arminsäure und weitere Inhaltsstoffe sind für ihre beruhigende wie auch entzündungshemmende Wirkung verantwortlich. Bei Schlaganfällen, chronischen Krämpfen und hohem Blutdruck kommt sie zur erfolgreichen Anwendung. Medizinisch belegt und klinisch zugelassen ist die Mistel zur Palliativtherapie bei Krebs, entzündlichen Gelenkserkrankungen und zur Unterstützung der Herz- Kreislauf-Funktionen. Die Mistel birgt aber auch leichtes Gift in sich und sollte deshalb behutsam angewendet werden. Auch die Beerenfrüchte sind leicht giftig. Vorsicht daher bei Kindern!

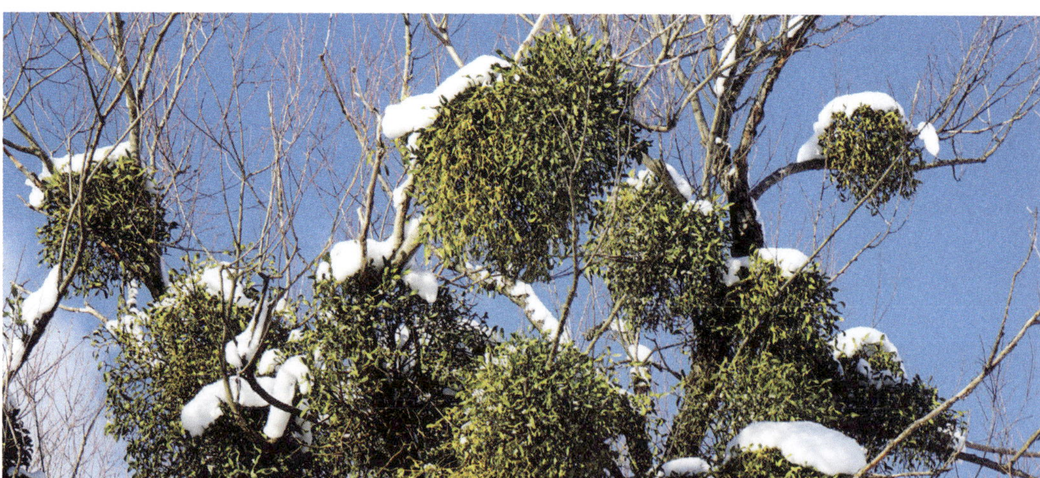

Misteltee zur Blutdruckregulierung

Die Blüten der Mistel sind giftig, ihre Blätter aber sind von ausgezeichneter Heilwirkung, die auch medizinisch anerkannt ist. Misteltee hat die wohl einzigartige Eigenschaft, zu hohen, aber auch zu niedrigen Blutdruck zu regulieren. Die Blätter sollen von Oktober bis Dezember oder in der beerenlosen Zeit von April bis Mai gesammelt und bei schwacher Hitze getrocknet werden.

Beim Kochen und Abbrühen gehen die wertvollen Wirkstoffe verloren, daher ist es unbedingt ratsam, nach diesem Rezept vorzugehen:

2 EL Mistelkraut ca. 10 Stunden in kaltem Wasser ansetzen, abseihen und leicht erwärmen. Davon nicht mehr als zwei Tassen pro Tag schluckweise trinken. Eine Überdosierung ist der Gesundheit abträglich.

Mistelsaft – ebenso gut für den Blutdruck

Gut gewaschene, frische Mistelblätter und Stängel in der Saftzentrifuge entsaften. Misteltropfen für die Blutdruckregulierung sind übrigens auch in Apotheken erhältlich.

Mistelsalbe gegen Erfrierungen

Nach einem alten Rezept der Volksmedizin wird diese Salbe hergestellt, die bei Erfrierungen auf die betroffenen Gliedmaßen aufgetragen wird: Weiße frische Mistelbeeren mit Schweinefett vermischen.

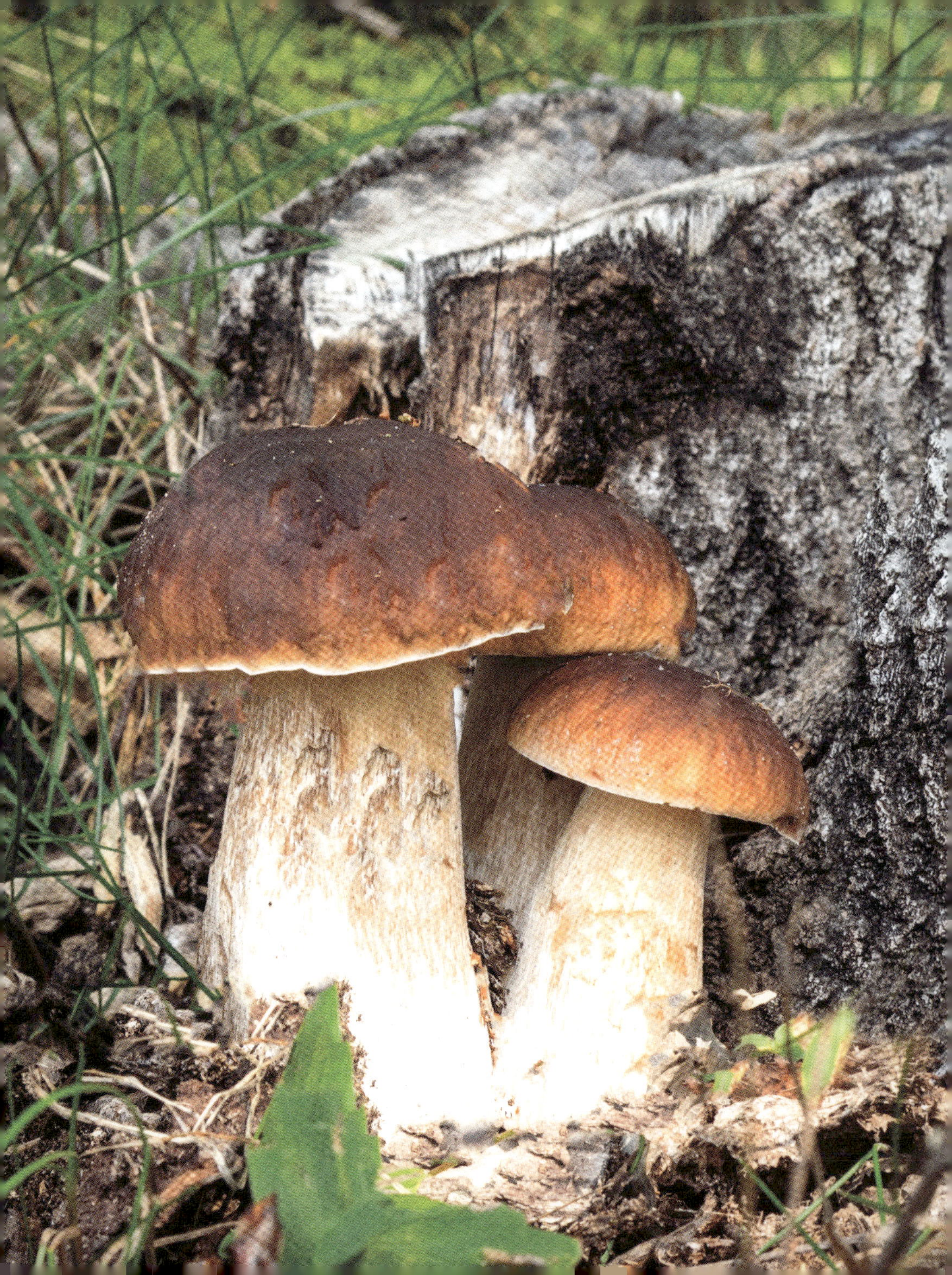

Pilze

Gefragte Fastenkost im Mittelalter

*

Lange bevor Menschen begonnen haben, den Boden zu bearbeiten, das Holz der Wälder zu nutzen und Tiere zu halten, waren sie Sammler und Jäger. Zu Urzeiten dienten zunächst Wurzeln, Blätter, Früchte und Beeren, die keine besondere Kochkunst erfordern, als Nahrung. Auch Fleisch wurde wohl ohne aufwendige Rezepturen zubereitet. Dazu entdeckten eifrige Sammlerinnen sicher bald die Vorzüge der Pilze, wie sie in Wäldern und Fluren gedeihen.

Beliebt seit dem Mittelalter

Erste Kochrezepte mit Pilzen haben in unseren Breiten Mönche und Nonnen in den Klöstern des Mittelalters niedergeschrieben. Sie beschäftigten sich mit Heilkräutern, aber auch mit Pilzen, die speziell für Fastenspeisen eingesetzt und auch für ihre Haltbarkeit geschätzt wurden. Nach und nach wurden diese Pilzgerichte auch von der Landbevölkerung angenommen und als Frischkost der Saison immer beliebter.

Inzwischen hat sich die Fastenspeise und Hausmannskost von einst längst den Status von Gourmetspeisen erobert. Dabei gilt für Schwammerlköche mehr denn je: Frisch zubereitet, schmecken Pilze am besten – obwohl sich die meisten Speisepilze auf einfache Weise durch Trocknung haltbar machen lassen. Sie werden dafür flach aufgespalten und bei mäßiger Hitze an der Sonne, im Backrohr oder Herd getrocknet, in dichten Gefäßen bis zum Gebrauch aufbewahrt und vor ihrer Verwendung in Wasser eingeweicht.

Beim Sammeln ist zu beherzigen, dass man stehen lassen soll, was man nicht wirklich kennt. Aus diesem Grund möchte auch ich mich auf die bewährten Speisepilze Eierschwammerl und Herrenpilze beschränken. Sie bieten eine breite Palette an wunderbaren Verwendungsmöglichkeiten.

Eierschwammerl

Verbreitet ist dieser beliebte Speisepilz in ganz Europa, auch wenn er überall anders heißt. Natürlich waren auch die Dialekte erfinderisch, um aus ihm einen „Eingeborenen" zu machen. Kurz zusammengefasst, bereichert die österreichische Küche das Eierschwammerl – und in Deutschland kommen Pfifferlinge in Topf und Pfanne.

Symbiose mit den Bäumen

Der kleine bis mittelgroße Speisepilz wächst von Juni bis Oktober in Nadel- und Laubwäldern. Eierschwammerl gehören in die Gruppe der Mykorrhizapilze, was besagt, dass sie mit Bäumen in Symbiose leben. Gerne gedeihen sie in Fichtenbeständen und an moosigen Waldrändern, wo sie zur Freude der Sammler massenhaft auftreten können. Besonders nach warmen Regentagen „schießen" die würzig riechenden Pilze mit pfefferigem Aroma über Nacht aus dem Boden. Nach einigen Wochen sind sie meist ebenso plötzlich verschwunden. An der leuchtend gelben Farbe und charakteristischen Gestalt kann selbst der Laie Eierschwammerl leicht erkennen.
Der etwa 3–6 Zentimeter hohe und 1–2 Zentimeter dicke Stiel des Pilzes verjüngt sich nach unten und ist gelb wie eine Semmel oder Marille. Das feste Fleisch ist reich an Kalium, Eisen und Vitamin D, riecht nach Waldboden und schwach pfefferig. Vielleicht kommt daher der Name Pfifferling.

Vielfältiger Einsatz in der Küche

Grenzenlos sind die Speisevariationen mit Eierschwammerln in Suppen, Saucen, Strudeln oder Gröstln. Und bekanntlich schmecken diese freundlich anmutenden Speisepilze auch hervorragend als Beilage zu Fleisch-, Wild- und Eierspeisen. Echte Fans vertilgen auch große Portionen Schwammerlsauce mit Semmelknödel.

Herrenpilz

Der beliebte und in den Küchen allseits geschätzte Herrenpilz, auch als Steinpilz bezeichnet, ist von Mai bis Oktober in Laub- und Nadelwäldern, speziell an Waldrändern zu finden. Der „König der Waldpilze" bevorzugt sandige oder lehmige Böden mit saurer Rohhumusschicht. Der begehrte Speisepilz hat ein festes weißes, angenehm duftendes Fleisch mit nussigem Geschmack. Spricht der Einheimische vom Pilzling, ist so gut wie sicher der Herrenpilz gemeint. Er schätzt nämlich vorzugsweise diesen.

Botanische Eigenschaften

An der Hutunterseite hat der Herren- oder Steinpilz anstelle von Lamellen feine Röhren, die in Poren münden. Diese weißlichen Röhren verfärben sich mit zunehmendem Alter grün bis braun. Der knollige, walzige Stiel wird bis zu 20 Zentimeter hoch und 2–7 Zentimeter dick. Der Hut ist steingrau bis hellbraun und wird später rötlich bis dunkelbraun. Wie der Name andeutet, war der schmackhafte Herrenpilz einst den Fürsten, Adeligen und Klöstern vorbehalten. Bauern und Bürgern war das Sammeln zum Eigengebrauch verboten.

Empfehlung für Sammler

Wie die Eierschwammerl werden auch Herrenpilze in vielen Variationen in Gasthäusern und Hotels angeboten. Wirklich Freude macht freilich das selber Sammeln und Kochen nach Lieblingsrezepten, wofür die Pilze von allen Erdkrumen und Unreinheiten schon im Wald gesäubert werden sollten. Eine Verarbeitung innerhalb von 1–2 Tagen ist zweckmäßig, sofern die Ausbeute nicht für einen Wintervorrat getrocknet werden soll. Getrocknete Steinpilze entfalten ein kräftiges, geschmackvolles Aroma und eignen sich vortrefflich als Würze für Suppen und Saucen.

Rezepte Eierschwammerl

Erdäpfelsuppe mit Eierschwammerln

In Gemüsebrühe oder Rindsuppe kleinwürfelige Erdäpfel und Karotten weichkochen, mit einigen Lorbeerblättern, Majoran, Kümmel, Salz und Pfeffer ganz nach Belieben würzen, mit Mehl binden – mit Wasser auch zu strecken – und die Eierschwammerl dazugeben. Einige Minuten köcheln lassen, dann abschmecken.

Eierschwammerlgulasch

Noch heute liegt mir der wunderbare Geschmack auf der Zunge, denke ich an das von meiner Mutter zubereitete Eierschwammerlgulasch. Und so wird's gemacht:

Feingehackte Zwiebeln in Butter oder Butterschmalz goldgelb anrösten, 1 kg geputzte und geschnittene Eierschwammerl dazumengen, kurz durchrösten und mit einigen TL Mehl stauben. Je nach Geschmackswunsch mit Tomatenmark, etwas Paprikapulver, Kräutersalz und Pfeffer würzen. Noch einmal kurz erhitzen, dann 1/4 l Rahm (oder Sauerrahm) unterrühren und fein gehackte Petersilie darüber streuen. Als Beilage schmecken ein deftiger Semmelknödel, Salzkartoffeln und Kräutersalat.

Pasta mit Eierschwammerln

Die geputzten Schwammerln mit gehackter Zwiebel und grüner Petersilie in heißer Butter weichdünsten, mit etwas Suppe oder Wasser aufkochen, würzen und mit Rahm verfeinern. Die gekochte, abgeseihte Pasta (nach Belieben Bandnudeln, Hörnchen, Spaghetti usw.) mit etwas Butter und Salz schmälzen, die Schwammerl untermengen, auf Tellern anrichten, mit Parmesan und gehackter Petersilie bestreuen.

Rezepte Herrenpilz

Panierte Herrenpilze

Frische, gesunde und geputzte Herrenpilze in Scheiben schneiden, in Mehl tauchen, dann in verrührtes, gesalzenes Ei legen und zuletzt in Semmelbröseln wälzen. Nun die panierten Pilzstücke in heißem Speiseöl goldgelb herausbacken. Als Beilage eignen sich Petersilkartoffeln, frische Sauce Tartare oder eine andere Kräutersauce sowie grüner Salat.

Steinpilzknöderl

Dazu nimmt man 300 g abgerindeltes, altbackenes Weißbrot, 100 ml Rahm, ca. 1/8 l Vollmilch, 90 g Butter, 3 Eier und 300 g frische Steinpilze, geputzt und klein geschnitten. Dazu 1 Knoblauchzehe, 1 EL glattes Mehl, 1 EL gehacktes Liebstöckel, 2 EL Schnittlauch, Salz, etwas fein geriebene Muskatnuss, 80 g Butter und Reibkäse nach Belieben. Das Brot sehr klein schneiden, mit Rahm, 50 g zerlassener Butter, Milch nach Bedarf und Eiern vermischen. In der restlichen Butter Knoblauch und Steinpilze glasig anrösten, zusammen mit Mehl, Schnittlauch und Liebstöckel zur Brotmasse geben. 20 Minuten rasten lassen. Dann die Knöderl formen und in gesalzenem Wasser etwa 10 Minuten leicht kochen. Mit dem Reibkäse, ich empfehle guten Parmesan, bestreuen, mit brauner Butter abschmelzen und servieren. (Die genannten Zutaten reichen für 8 Knöderl.)

Gebackene Steinpilze ...

Frisch geerntete, feste Steinpilze mit Messer und Pinsel sauber putzen, dann in etwa 1 Zentimeter dicke Scheiben schneiden. Leicht salzen und pfeffern, mit Zitrone anträufeln und in griffigem Mehl, Panade und weißen Bröseln panieren. In nicht zu heißem Butterschmalz herausbacken, auf einem Blatt von der Küchenrolle abtropfen lassen und mit Sträußelpetersilie und Zitronenscheibe garnieren. Als Beilage eignet sich Sauerrahm mit frischen Kräutern oder auch ein kleiner Erdäpfelsalat.

... in Kräuter-Ei-Hülle

Vorgangsweise wie oben, aber statt der Panade und den Bröseln die Steinpilzscheiben in zwei mit Schnittlauch, Liebstöckel und Petersilie verquirlten Eiern wenden und dann goldgelb in Butterschmalz herausbacken. Als Beilage eignen sich Sauerrahm mit frischen Kräutern oder echtes Preiselbeer-Gelee.

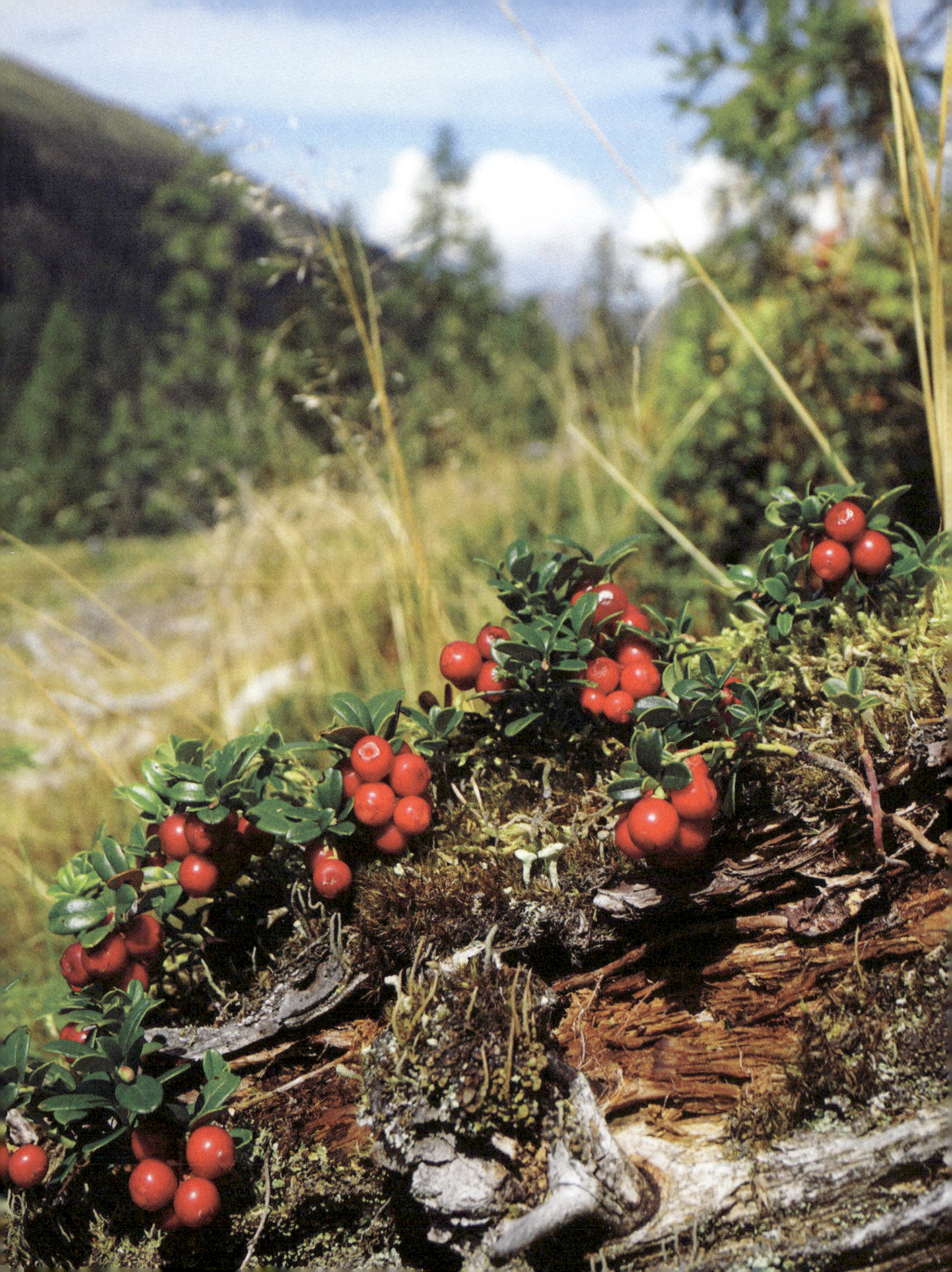

Preiselbeere

Delikat und kräftigend

*

Der im Volksmund als Granggen und Granten bekannte Kleinstrauch zählt zur Gattung der Heidelbeere und gedeiht in ganz Europa, auch in Höhenlagen bis zu 3000 Meter. Allgemein gilt die Frucht als wertvolles Nahrungsmittel, die in kaum einer Küche fehlt und etwa als Beilage zum Wiener Schnitzel oder bei Wildgerichten unverzichtbar ist. Kein Wunder also, dass Preiselbeerliebhaber ihre Beeren gern selbst pflücken und dazu ihre speziellen Platzerln aufsuchen – meist unter strenger Geheimhaltung.

Im Licht der Sonne

Die immergrünen ovalen Blätter sind glänzend dunkelgrün, die an den Spitzen der Triebe in Traubenform hängenden Einzelblüten weiß bis rötlich. Nach 5–6 Wochen entwickeln sich weiße, später im Herbst leuchtend rote Beeren. In unseren Breitengraden bevorzugen die Kleinsträucher sonnige Standorte, sie sind auf Almen, Kahlschlägen und Hochweiden anzutreffen.

Muntermacher, die gut haltbar sind

Kompotte, Marmeladen und Säfte aus Preiselbeeren sind auf Grund der Inhaltsstoffe (Fruchtsäuren) von Natur aus gut haltbar. Die darin wirksamen Substanzen sind Kalium, Calcium und Magnesium, Vitamine

und weitere wertvolle Inhaltsstoffe, die das Immunsystem stärken, dazu entzündungshemmend und appetitanregend wirken.
Schon Hildegard von Bingen wusste von der heilenden Wirkung der Preiselbeeren und die Volksmedizin erkannte ihre Wirksamkeit bei Entzündungen des Zahnfleisches und der Mundschleimhaut. Der regelmäßige Genuss von Preiselbeersaft soll auch das Risiko von Infektionen der Harnwege reduzieren. Medizinische Studien haben die hohe Wirksamkeit der Preiselbeere zur Vorbeugung und Begleitbehandlung von Blasenkrankheiten sogar wissenschaftlich belegt. Die Preiselbeere wird auch zur Linderung und Heilung rheumatischer Erkrankungen eingesetzt. Ihr Genuss kann außerdem helfen, einen erhöhten Cholesterinspiegel zu senken. Ein Glas Preiselbeersaft pro Tag gilt als gerade richtig, um das Immunsystem zu stärken, die Gesundheit zu fördern und das allgemeine Wohlbefinden zu steigern.

Rezepte und Anwendungen

Preiselbeersaft ohne Abkochen

3 l Beeren in ein großes Gefäß einfüllen, 40 g Zitronensäure darüber streuen und dann mit 2 l kaltem Wasser auffüllen. Die Beeren mit einem Stabmixer pürieren oder mit dem Erdäpfelstampfer zerdrücken und 24 Stunden stehen lassen. Mit dem Kochlöffel vorsichtig durchrühren und den Inhalt durch ein Tuch seihen. (Am besten über Nacht durchsickern lassen!) Den gewonnenen Saft im Verhältnis 1:1 mit Zucker und einer Packung Einsiedehilfe vermengen und so lange rühren, bis sich der Zucker auflöst. Nun den Saft in Flaschen abfüllen. Den restlichen Beerensatz mit etwas Wasser flüssig machen und den Saft mit den geriebenen Schalen von 3 biologischen Orangen und Zitronen verfeinern, mit Gelierzucker aufkochen und zu Marmelade verarbeiten.

Einkochen im eigenen Saft

Die Granggen im abgedeckten Topf im Rohr erhitzen, aber nicht kochen und nicht umrühren. Wenn sie zusammengefallen sind, in Einsiedegläser abfüllen und ganz erkalten lassen. Sodann die Gläser verschließen und an einem trockenen Ort aufbewahren.

Einsieden mit Zucker

2 kg Granggen mit 1 kg Zucker ansetzen und im Backrohr eine Stunde köcheln lassen. Hat sich der Zucker aufgelöst, den Saft abseihen und auf starkem Feuer sulzig kochen.

Preiselbeerkompott mit etwas Rotwein

1/2 kg Zucker mit 2 dl Rotwein sowie 1 Zimtrinde aufkochen, nach dem Abschäumen die gewaschenen Beeren beigeben und alles 15 Minuten kochen. Das Kompott vor Verzehr erkalten lassen.

Preiselbeernocken

Diese Nocken haben mir meine Großarler Kindheit versüßt: Sauber gewaschene, reife Beeren in eine Schüssel geben, dazu kommen etwas Salz und Zucker sowie einige EL Mehl. Die Zutaten mit wenig Milch zu einem nicht zu dünnen Teig verrühren. Den Teig nun esslöffelweise in heißes Fett oder Öl geben und die Nocken beidseitig anbraten, bis sie gut durch sind. Auf dem Teller noch etwas anzuckern und mit einem Glas frischer Milch servieren.

Preiselbeerkren als Fleischbeilage

3 EL saubere Preiselbeeren mit 2 EL Senf und 2 EL geriebenem Kren gut verrühren oder mixen und je nach Geschmack etwas Salz oder Zitronensaft beigeben sowie 1/8 l Schlagobers unterrühren.
Preiselbeerkren schmeckt hervorragend zu Rind- und Schweinefleisch.

Preiselbeertee

Frische Beeren als Tee aufbrühen, ziehen lassen und mit Honig süßen. Das schmeckt himmlisch und vertreibt jeden Frosch im Hals.

Preiselbeeren kalt haltbar machen

Bisher so gut wie unbekannt war, dass es eine seit alter Zeit praktizierte Methode gibt, um Preiselbeeren kalt zu konservieren; denn nur so bleiben ihre kostbaren Wirkstoffe weitgehend erhalten. Lange war ich dem „Geheimrezept" auf der Spur, fündig geworden bin ich endlich bei der Hüttenwirtin der Bürglalm, Gabi Bürgler, im salzburgischen Dienten.

1 kg reife Beeren mit 400 g Zucker, dem Saft von 1 1/2 biologischen Orangen und Zitronen, den geriebenen Schalen und 4 cl Cognac vermischen. Immer wieder umrühren, bis sich der Zucker auflöst. Das ergibt eine marmeladenartige Konsistenz, die man mit einem Mixer noch pürieren kann. Dann in Gläser abfüllen.

Täglich einige Teelöffel von dieser Köstlichkeit sind nach meiner Erfahrung das beste Vorbeugemittel gegen Erkältungen. Herrlich schmeckt auch ein Löffel dieser Marmelade, in ein Gläschen herben Sekt oder in ein Glas Joghurt eingerührt.

Preiselbeeren als Umschlag

Dieses Hausmittel stammt aus Zeiten, als Ärzte auf dem Land eine rare Spezies und daher Selbsthilfe selbstverständlich war. Eine verbreitete Krankheit war der Rotlauf. Er wurde – wie andere Hautentzündungen – erfolgreich mit Preiselbeeren behandelt. Diese wurden zu Brei zerdrückt und dann als Umschlag angewendet.

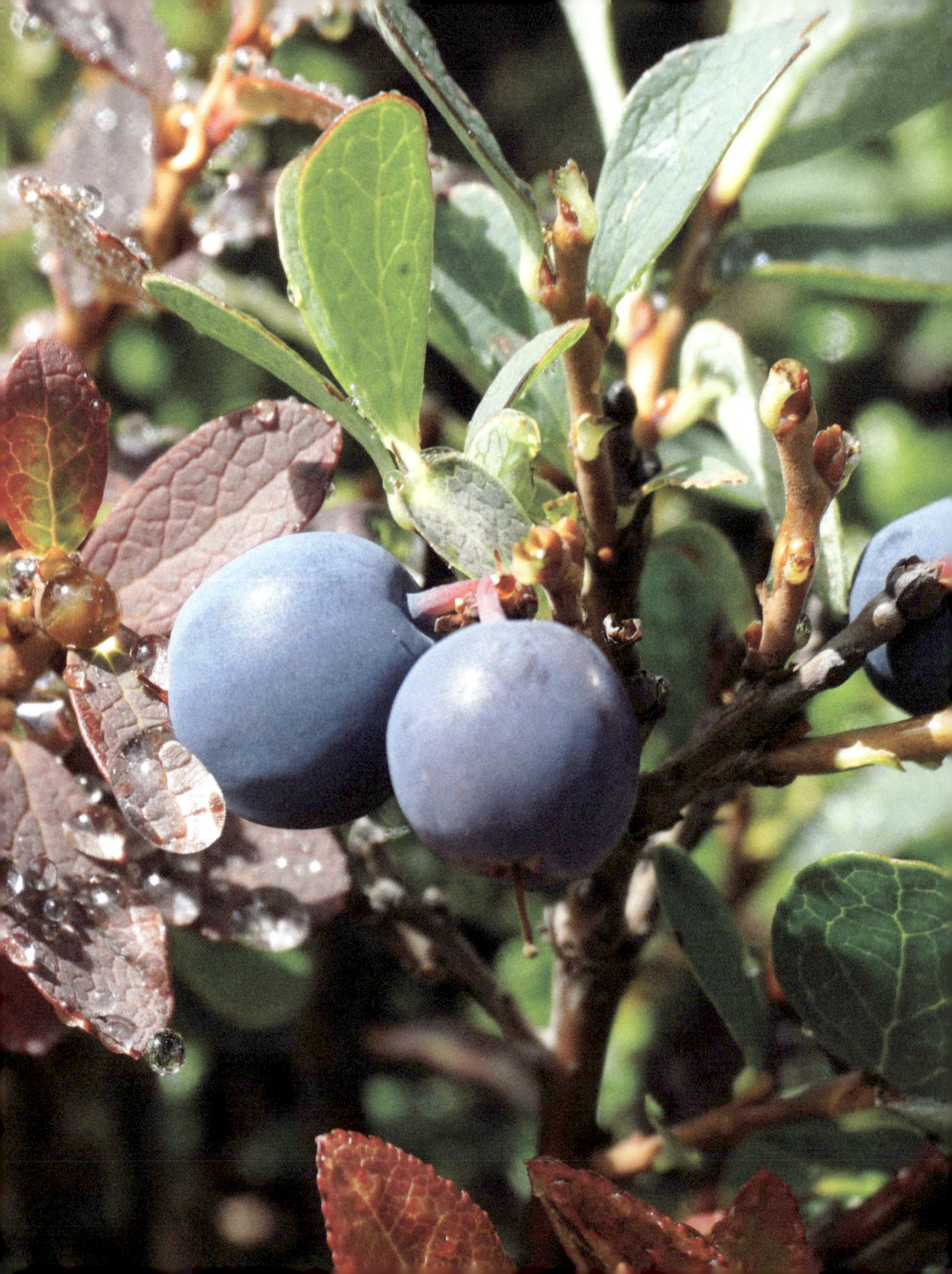

Rauschbeere

Futterpflanze für den Hochmoorgelbling

*

Gleich der Heidelbeere (Schwarzbeere) zählt auch die Rauschbeere zur Familie der Heidekrautgewächse. Schon der lateinische Namensteil (Vaccinium uliginosum) – „nass-sumpfig" – deutet auf den bevorzugten Wuchsort des Zwergstrauches. Das Vorkommen der Pflanze nimmt wegen der Zerstörung vieler Moorlandschaften aber immer mehr ab.

Robust und langlebig

Die Rauschbeere mit ihren 1–2,5 Zentimeter großen blaugrünen Blättern und rosaweißen Blüten gedeiht in Höhenlagen bis 3000 Meter, ist sehr winterhart und kann fast 100 Jahre alt werden. Die saftigen zwetschkenblauen Beeren ähneln der Heidelbeere, sie sind aber weniger schmackhaft. Im Gegensatz zu den Heidelbeeren haben sie zudem ein helles Fruchtfleisch.

Rauschbeeren sind zur Herstellung von Marmelade, Saft und Likör geeignet; auch ein starker Branntwein lässt sich aus ihnen herstellen. Allerdings wird von einer umfassenderen Verwendung wegen des ungeklärten Giftverdachtes verstärkt abgeraten. Schon in den Kinderjahren wurden wir gewarnt, dass ein übermäßiger Verzehr der rohen Beeren zu Rauschzuständen, Vergiftungserscheinungen oder Schwindelgefühl führen kann. In alten Kräuterbüchern wird die Pflanze gleich der Preiselbeere dennoch als Mittel gegen Harninfekte empfohlen und kann demzufolge auch bei Verdauungsbeschwerden, Darmproblemen sowie Durchfall hilfreich sein. In diesen Fällen werden getrocknete Beerenblätter eingesetzt.

Nahrungsquelle für den Hochmoorgelbling

Zu den Relikten der Eiszeit zählen auch seltene Schmetterlingsarten wie der Hochmoorgelbling. Die Raupe des selten gewordenen Schmetterlings lebt von der Rauschbeere, die vorwiegend in Wald, Mooren und Hochmooren mit feuchten, torfhaltigen Böden gedeiht. Ohne diese Lebensräume, die immer seltener werden, ist der einzigartige Schmetterling vom Aussterben bedroht.

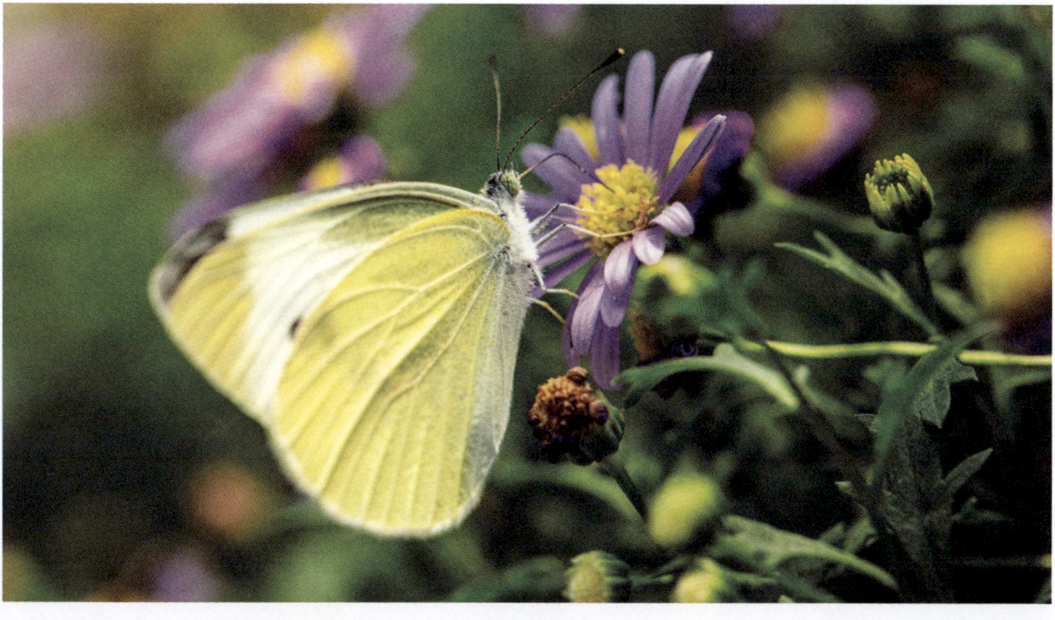

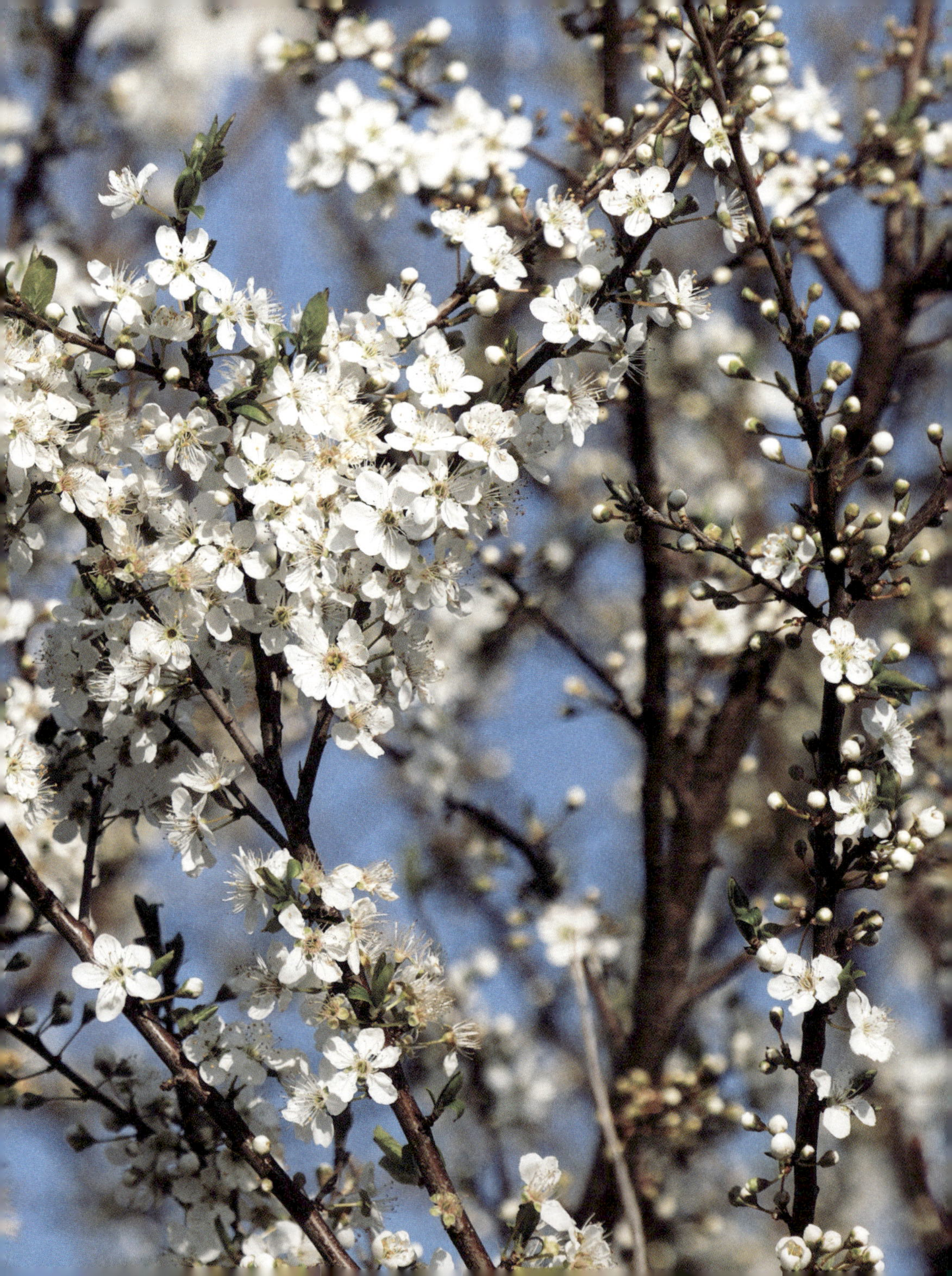

Schlehdorn

Entwässert und entschlackt

*

Als hervorragender Botaniker hat mich mein ehemaliger Lehrförster schon bald auf die wunderbare Schlehe aufmerksam gemacht, die auch als Schwarzdorn, Heckendorn, Schlehdorn oder Schleh'n bekannt ist. Der bis zu drei Meter hohe, stark verästelte Dornenstrauch gedeiht zwar in fast ganz Europa, weist allerdings in meiner engeren Heimat, im Großarler Tauerntal, nur sehr geringe Vorkommen auf. Trotzdem darf der Schlehdorn aufgrund seiner besonderen Eigenschaften in meiner Sammlung nicht fehlen.

Nahrhaft für Insekten und Vögel

Schon bald im Frühling, noch vor dem Laubaustrieb, zeigen sich die nach Mandeln duftenden weißstrahligen Blüten. Aus den zunächst kugelrunden grünen Beeren reifen bis Oktober fingerdicke blaufärbige Steinfrüchte. Die kleinen Strauchblätter stehen wechselständig, sind kurz gestielt, behaart und am Rand gesägt. Der Schlehdornstrauch wächst mit Vorliebe auf sonnigen, kalkhaltigen Böden und wählt seine Standorte gerne an Waldrändern, Wegböschungen und Rainen sowie entlang von Zäunen und Gewässern.

Im Vorfrühling umschwirren zahlreiche Schmetterlinge und andere Insekten die nektarreichen Blüten, die um diese Zeit eine besonders wertvolle Nahrungsquelle darstellen. Viele Vogelarten ernähren sich von den 1–1,5 Zentimeter großen Steinfrüchten und tragen so zur Verbreitung des Strauches bei.

Reiches Brauchtum

Mehrere Legenden befassen sich mit dem sagenumwobenen Strauch. Einst bestand nämlich der Glaube, dass Einfriedungen und Hecken mit Schlehen vor Hexen und bösen Dämonen schützen. Auch als Wetterprophet leistet der Dornenbusch seine Dienste. Tritt sein Vorkommen plötzlich gehäuft auf, soll sich damit ein besonders strenger Winter ankündigen. Im Mittelalter wurde aus der in Wasser eingelegten und gekochten Rinde eine Tinte gewonnen, die allerdings lichtempfindlich war und die Schrift rasch zum Verblassen brachte. Schon viele Jahrhunderte davor nützten Griechen und Römer die Blüten, Blätter und Früchte des Schlehdorns als Heil- und Nahrungsmittel. Gerbstoffe, Flavonoide, Vitamin C und weitere Inhaltsstoffe sorgen für die den Stoffwechsel anregende, harntreibende, abführende, adstringierende und auch schweißtreibende Wirkung. Es ist geboten die Blüten zu sammeln, solange sie zart sind, die blauen Früchte erst nach den ersten Frösten. Durch Frosteinwirkung wird der bitter schmeckende, zusammenziehende Gerbstoff nämlich teilweise abgebaut.

Schlehen-Apfel-Marmelade

Von einer Hausfrau in meinem Försterbezirk in St. Veit im Pongau stammt dieses Rezept für eine besonders schmackhafte Marmelade:
1 kg saubere, entstielte, vollreife Schlehen in eine Schüssel geben, mit 1/2 l kochendem Wasser übergießen und erkalten lassen. Die Flüssigkeit abgießen, kurz aufkochen und wieder über die Früchte gießen. Diesen Vorgang wiederholen und danach die erkaltete Fruchtmasse durch ein Sieb streichen. Nun 200 g entkernte und klein geschnittene Äpfel mit dem Schlehenbrei vermengen und mit 1 kg Zucker zu Marmelade verkochen.

Schlehdorn-Blütentee

Tee von den Schlehenblüten wird in der Volksmedizin als abführend und den Stoffwechsel anregend empfohlen. Dazu 1 TL Blüten mit kochendem Wasser übergießen und etwa 10 Minuten ziehen lassen.

Blütenansatz gegen allerhand Leibbeschwerden

In Weißwein angesetzte Blüten sollen bei Blasenbeschwerden, Herzbeschwerden und gegen Verkalkung heilsam sein.

Beerenansatz zum Entwässern

Nur mehr wenig bekannt ist, dass die Schlehdornbeeren ein hoch wirksames wassertreibendes, nervenberuhigendes und krampflösendes Mittel abgeben. Saubere Beeren in Weingeist ansetzen und 14 Tage in der Wärme stehen lassen, dann abseihen und täglich einen Schluck davon trinken.

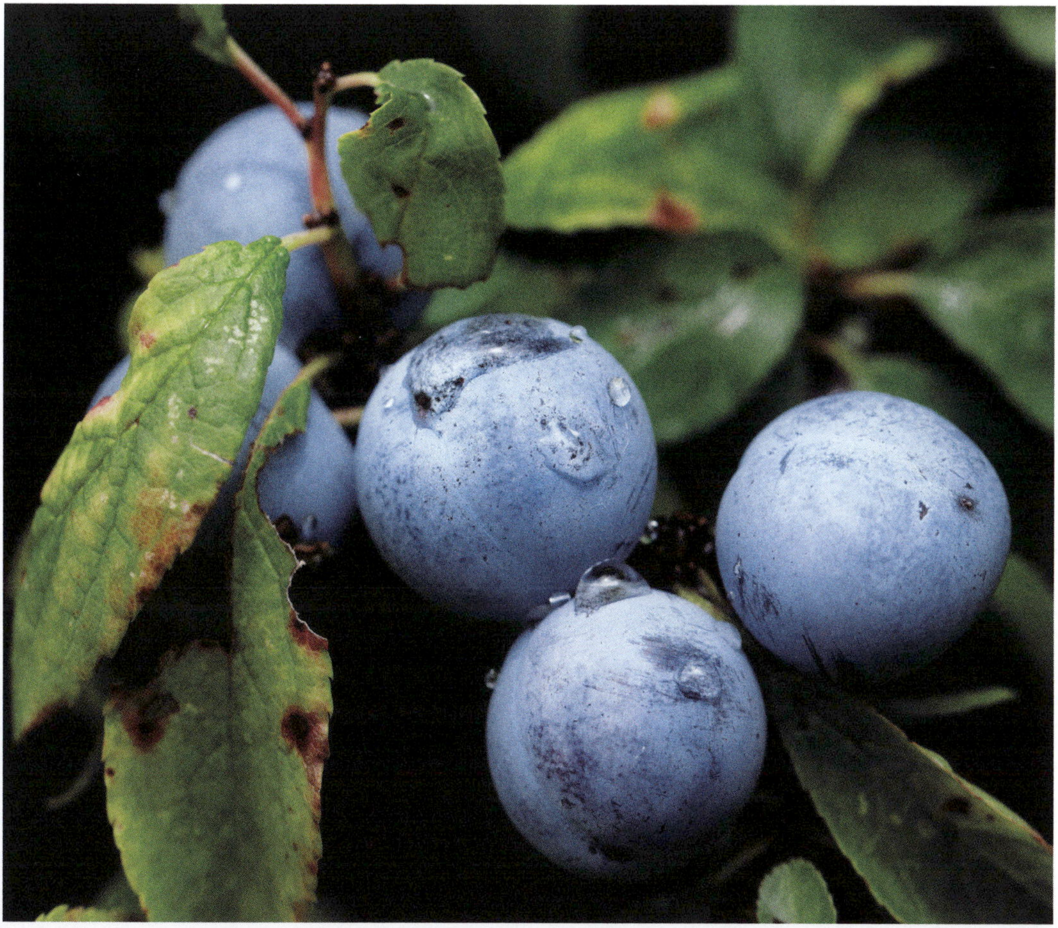

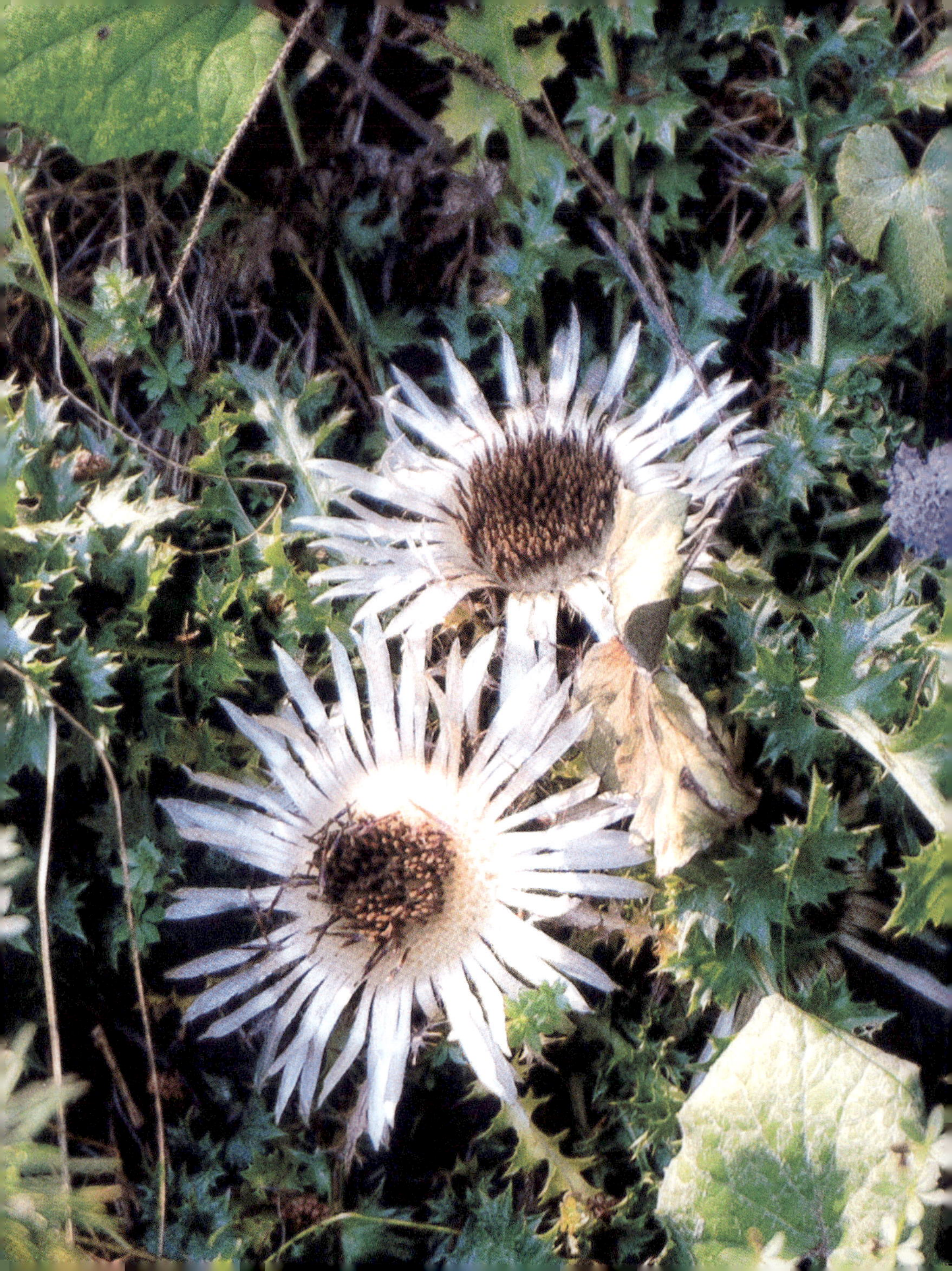

Silberdistel

Kraftwurzel und Jägerbrot

*

Weithin strahlen die silbrig weißen Blütenköpfe der in weiten Teilen Europas vorkommenden Silberdistel. Die fast stängellose Pflanze liegt eng am Boden und schmiegt sich gerne in schützende Polster von Trockengräsern. Sie schätzt sonnige und auch sonst von Natur aus begünstigte, trockene, lichte Standorte und ist dabei äußerst widerstandsfest. Ihr Vorkommen erstreckt sich von den Tallagen bis hinauf in Höhen von 2500 Meter.

Die Artischocke der Almleute

Die Silberdistel (Familie der Korbblütler) braucht zu ihrem Gedeihen besonnte Magerwiesen und Weidegebiete. Die Pfahlwurzel ist stark ausgeprägt und erreicht eine Länge von nahezu 1 Meter. Im Frühjahr wächst aus der Wurzel eine Blattrosette mit ca. 5–15 Zentimeter langen, tiefspaltigen und stachelig gezähnten Blättern. Zwischen Juli und September entwickelt sich eine große Blüte mit silbrigen Hüllblättern und weißlichen bis rötlichen Röhrenblüten. Bis zum Herbst reifen aus den Blüten die Samen.

Schutzkraft vor bösen Geistern und Wetterprophet

Seltsame Dinge wurden im Lauf der Jahrhunderte von der sagenumwobenen Pflanze berichtet. Wer eine Wurzel der Silberdistel um den Hals

trug, sollte vor dem gefürchteten Hexenschuss sicher sein. Karl dem Großen, so heißt es, erschien im Traum ein Engel, der ihm die Silberdistel als Mittel gegen die wütende Pest nannte. Daher stammt der Name Karlsdistel. Jäger bedienten sich der zauberkräftigen Distel, um beim Schießen ein scharfes Auge und eine sichere Hand zu haben. Die Bauern hielten die Silberdistel hoch im Ansehen wegen ihrer Zähigkeit und Widerstandskraft gegen Sturm und Wetter. Sie brachten ihre Blütenköpfe an der Stalltür an, um den Hof vor Blitz, Feuer, Krankheit und bösen Geistern zu schützen. Im Land Salzburg wurde das sonnenhafte Wesen der Silberdistel, die vor Regen und Sturm ihre Blüte verschließt, mit der Bezeichnung Sonnendistel gewürdigt. Diese Eigenschaft macht sie übrigens wirklich zu einem natürlichen Wetterpropheten.
In früheren Zeiten nützten Jäger, Hirten und allgemein die Bergbewohner die Silberdistel als Barometerpflanze. Die hygroskopischen Hüllblätter der Silberdistel reagieren extrem sensibel auf Luftdruck und Feuchtigkeitsgehalt der Atmosphäre. Schließen sich die silbrig weißen Hüllblätter, so ist Schlechtwetter zu erwarten, bei Schönwetter strahlt die Blüte in voller Pracht. Schon auf mehrmaliges Anhauchen reagieren die Blüten mit leichten Aufrechtbewegungen.
Eher ins Reich des Zauberglaubens gehört allerdings die Verehrung der Silberdistel als Schlüssel für Kraft und Potenz. Da die Pflanze im Volksglauben ein Sinnbild der starken, liebesfähigen Männlichkeit darstellt, wurde ihr die Bezeichnung „Kraftwurzel“ beigelegt.

Ein Blick in die Zukunft

Noch eine geheimnisvolle Gabe wurde einst mit der Silberdistel in Verbindung gebracht: Wie ein alter, heute wohl längst vergessener Brauch belegt, soll die Silberdistel nicht nur das Wetter, sondern auch die

Zukunft anzeigen können. Für eine solche Jahresprognose wurden am Sonnwendtag genau so viele Disteln mit der Wurzel ausgegraben, wie Bewohner im Haus oder am Hof lebten. Zwischen die Balken der Holzwände – damals war die Holzbauweise noch selbstverständlich – pflanzte man, in Moos und Erde sorgfältig eingebettet, die Disteln. Starben bis zur nächsten Sonnenwende welche ab, so galt dies als Todesnachricht – jemand im Haus wird sterben. Dergleichen konnte sich freilich zu einem bösen Spiel mit üblen Folgen aufschaukeln.

Neu entdeckte Heilkräfte

In der Volksheilkunde wurde die Distel für ihre antibiotische, abführende, harntreibende, krampflösende sowie schweißtreibende Wirkung geschätzt und als Abführmittel gegen Erkältungen und Hautkrankheiten eingesetzt. Von diesem Wissen ist aber heute vieles vergessen. In der Pharmakologie wurde durch neuere Studien nachgewiesen, dass Silberdistelwurzeln infolge ihres Acetongehalts antibakteriell wirksam sind. Darüber hinaus sind die Pfahlwurzeln der Silberdistel auch pilzabtötend, also antimykotisch. Die dafür verantwortlichen Inhaltsstoffe sind ätherisches Öl, Gerbstoff, Harz und Inulin.

Begehrte und bedrohte Heilpflanze

Die Naturheilkundigen der alten Schule haben die Pfahlwurzeln der Silberdistel im Herbst ausgegraben, gereinigt, in Stücke geschnitten und dann in der Sonne schonend getrocknet. Die Aufbewahrung erfolgte in gut verschließbaren Gefäßen. Bei Viehseuchen, insbesondere Schweinekrankheiten, leistete die Heilpflanze gute Dienste. Mit Beigabe der

Silberdistel stellten Pferdehändler sogar ein spezielles Rosspulver her. Da sie den Appetit anregt, wurde die Wurzel auch ins Futter der Haustiere gemischt. Infolge dieser vielseitigen Anwendung ist die Silberdistel gebietsweise fast verschwunden und deshalb in manchen Regionen geschützt. Vielerorts ist die Silberdistel nach wie vor in der Landschaft vertreten. Ihre Heilkräfte wie auch ihre Eignung als Wildgemüse führen freilich derzeit noch ein Schattendasein, wohl zum Vorteil dieses sonnenhaften Gewächses. Für alle Sammler hier ein wichtiger Hinweis: Bei innerer Anwendung ist Vorsicht geboten, denn die Pfahlwurzel enthält auch giftige Substanzen. Sie kann Übelkeit und sogar Erbrechen hervorrufen.

Rezept

Jägerbrot

Wer einmal vom Boden einer Silberdistel gekostet hat, wird diesen Genuss nicht mehr vergessen. Im Vergleich zum Fruchtboden der verwandten Artischocke ist jener der Silberdistel natürlich bescheiden. Trotzdem lohnt es sich, diese etwas widerborstige und kratzbürstige Delikatesse tellerfertig zu machen. Der fleischige Blütenboden bereitete Jägern, Almleuten und sonstigen Kennern einen begehrten Genuss. Jägerbrot ist eben Armeleutekost vom Feinsten. Und die Zubereitung ist kinderleicht – man macht es einfach wie die bloßfüßigen Hirtenbuben und reschen Sennerinnen: Den Blütenboden mit dem Messer herausschälen, in Salzwasser abkochen und mit einer Tunke (nach Belieben; „Dressing" heißt so etwas im Küchenneudeutsch) anrichten. Das sogenannte Jägerbrot ist aber genauso roh verzehrt ein wahrer Leckerbissen.

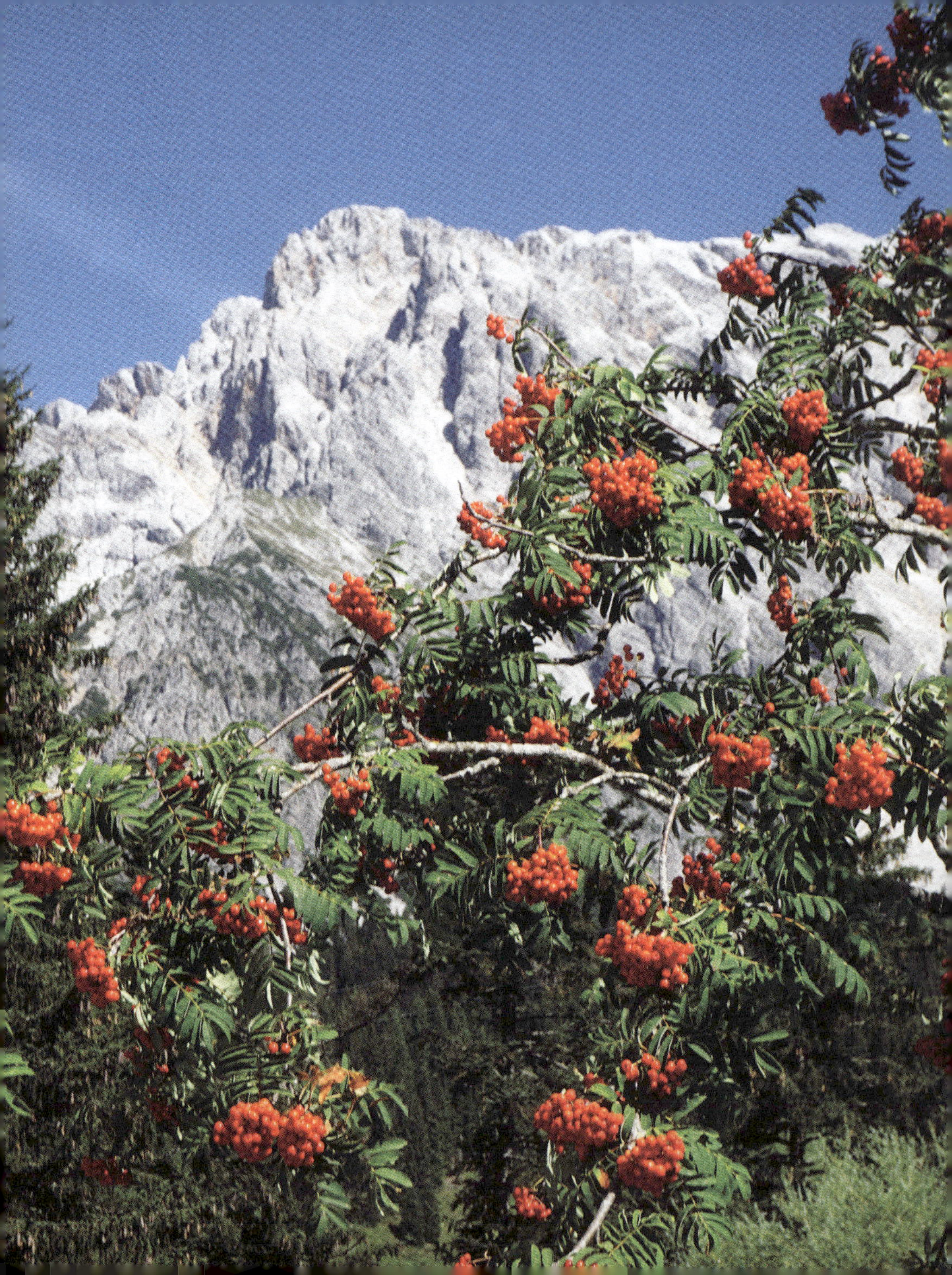

Vogelbeere

Weihevoll und vielfältig einsetzbar

*

Wegen ihrer eschenähnlichen Blätter heißt die Vogelbeere auch Eberesche. Besonders im Herbst ist der Baum ein Blickfang in der Landschaft und allerhand Vogelarten lassen sich dann in seinen Zweigen nieder, um von den reifen Beeren zu schnabulieren. Daher auch der Name Vogelbeere und Drosselbeere. Der anspruchslose, sehr frostharte Kleinbaum ist vorwiegend in Gebirgsgegenden anzutreffen, aber nicht darauf beschränkt. Forstleute schätzen ihn als Erstbesiedler und Humusverbesserer. Die robuste Eberesche gedeiht gerne in Waldschlägen, Grabeneinhängen, auf Blößen und Wegböschungen und wird gegenwärtig erfolgreich in der biologischen Wildbachverbauung sowie im Lawinenschutzbereich eingesetzt. Darüber hinaus wird sie als Allee- und Zierbaum gepflanzt.

Familie der Rosengewächse

Der Laubbaum mit seinen auffallend rotorangefärbigen Beerenfrüchten zählt zur Gattung der Mehlbeere und zur Familie der Rosengewächse. Die etwa 1 Zentimeter großen roten Beeren sind nach botanischer Auffassung Apfelfrüchte und enthalten drei Samen. Über die Ausscheidung der Vögel erfolgt die natürliche Ausbreitung und Vermehrung. Die Eberesche bildet ein weit reichendes, tiefes Wurzelsystem aus, über Stockausschläge sowie Wurzelbrut ist auch eine vegetative, also samenlose Vermehrung möglich. Die hellgrünen, wechselseitig unpaarig gefiederten Blätter laufen spitz zusammen und färben sich im Herbst auffallend gelbbraun bis intensiv dunkelrot. Die Blattunterseiten sind behaart. Typisch für die dunkelvioletten Winterknospen ist die rundum weißfilzige Behaarung. Einige hundert weiße Einzelblüten stehen in Dolden zusammen, je nach Witterung treiben diese von Mai bis Juli hervor. Die intensiv duftenden Blüten locken zahlreiche Insekten zur Bestäubung an.

Ein kleines Heiligtum

Schon die Germanen erblickten in der Vogelbeere einen geweihten Baum. Die Orakel- und Richtplätze der Kelten wurden mit Ebereschen bepflanzt und in der mystischen Welt des Altertums schützte die Vogelbeere auch vor Blitzschlag, Dämonen- und Hexenzauber. Seinen Nachhall findet dies in Volksliedern, die die Vogelbeere bis heute besingen – was teilweise auch am Vogelbeerschnaps liegen kann, der in Salzburg, Tirol und der Steiermark eine lange Tradition besitzt.

Tierisch interessant

Die Eberesche dient als wertvolle Futterpflanze für Vögel, Insekten, auch Kleinschmetterlinge und Käfer. Wie ich im Zuge meiner Förstertätigkeit oft beobachten konnte, sind aber auch andere Tiere an der Vogelbeere interessiert. Fuchs und Dachs laben sich im Herbst gerne an den überreifen, am Boden liegenden Früchten. Für Rot- und Rehwild sind die Blätter, Triebe und Knospen ein willkommenes Futterangebot. Aber eine ganz spezielle Beziehung zur Vogelbeere haben doch wir menschlichen Zweibeiner, die aus diesem Rohstoff der Natur wohltuenden Schnaps, köstliche Liköre und überaus wohlschmeckende Marmeladen gewinnen.

Wissen für den Hausgebrauch

Rohe Beeren enthalten Parasorbinsäure und schmecken daher herb und bitter. Man sollte die Früchte erst nach den ersten Frösten sammeln, wenn sie den bitteren Geschmack verloren haben. Auch durch Kochen und Einfrieren wird die Säure neutralisiert und die Beeren werden gut genießbar.
In der Volksheilkunde hat die Vogelbeere seit langer Zeit ihren festen Platz. Die vitaminreiche Frucht (Vitamin A, C) diente einst als Mittel gegen die gefürchtete Vitaminmangelkrankheit Skorbut. Auch gegen Gicht, Rheumatismus, Lungenleiden sowie zur Genesung von Erkältungskrankheiten und Heiserkeit findet die Vogelbeere erfolgreich Verwendung. Weitere medizinisch wirksame Inhaltsstoffe sind Gerbstoffe, Apfelsäure und Sorbose, ein Kohlehydrat, das als Zuckerersatz für Diabetiker geeignet ist. Wie mir eine Altbäuerin erzählte, wurde früher bei Magenverstimmung, Bronchitis und Hustenanfällen auch Tee aus den getrockneten Blättern des Vogelbeerbaums zubereitet.

Rezepte

Vogelbeergelee

Die Beeren ergeben geschmackvolle, leicht säuerliche Marmeladen und Gelees, die sich, vergleichbar mit der Preiselbeere, als Beilage zu Wildgerichten vorzüglich eignen.
Reife, gereinigte Beeren mit wenig Wasser kochen, bis der Saft aus den Fruchtkörpern ganz ausgetreten ist. Die Masse durch ein Tuch abfiltern oder mit einer Obstpresse auspressen. Für 1 l Saft ca. 1 kg (Gelier-)Zucker beimengen und einkochen. Das Gelee heiß in gut gereinigte, vorgewärmte Gläser füllen und weitere 10 Minuten bei 90 °C sterilisieren.

Vogelbeer-Apfel-Marmelade

Vogelbeeren, mit Äpfeln oder Birnen gemischt, ergeben eine köstliche Marmelade.
500 g gut gewaschene Vogelbeeren in einer Schüssel leicht zerdrücken und mit 500 g Zucker vermengen, 1 Stunde ziehen lassen. Dann 500 g Zucker mit 350 g geschälten und entkernten Apfel- oder Birnenstücken einrühren und zu Mus verkochen. Nun 5 g Zitronensäure zugeben und ca. 1 Minute weiterkochen. Der Marmelade zum Abschluss 50 ml Gin oder Cognac beimengen, diese in gut gereinigte, heiß ausgespülte und trockene Gläser füllen. Die dicht verschlossenen Gläser kühl und dunkel lagern.

Vogelbeer-Apfelgelee

1 kg gut gereinigte und gewaschene Beeren (möglichst nach Frösten geerntete oder eingefrorene Beeren verwenden) ca. 1 Minute in kochendem Wasser blanchieren. 500 g geschälte und zerkleinerte Äpfel zufügen und in einem Topf aufkochen, dann bei milder Hitze ziehen lassen. Mit der gleichen Menge Gelierzucker verrühren und wieder laut Packungsangabe kochen lassen. Das Gelee in heiß ausgespülte, trockene Gläser füllen.

Vogelbeer-Salzgewürz

Wie ich in Erfahrung bringen konnte, eignen sich Vogelbeeren zur Herstellung eines besonderen Gewürzes. Dabei werden getrocknete Vogelbeeren mit grobkörnigem Steinsalz (Natursalz) zur gewünschten Feinheit gemixt. Auch die Verarbeitung von Hand in einem entsprechenden Mörser ist möglich. Die Beeren geben ihre Färbung und Geschmack an das Salz ab. Um Vogelbeeren genussfähig zu machen, soll man sie trocknen, kochen, einfrieren oder auch in Essig oder Alkohol einlegen. So bekommt man ohne herben Bittergeschmack die gut verträglichen und wertvollen Inhaltsstoffe.

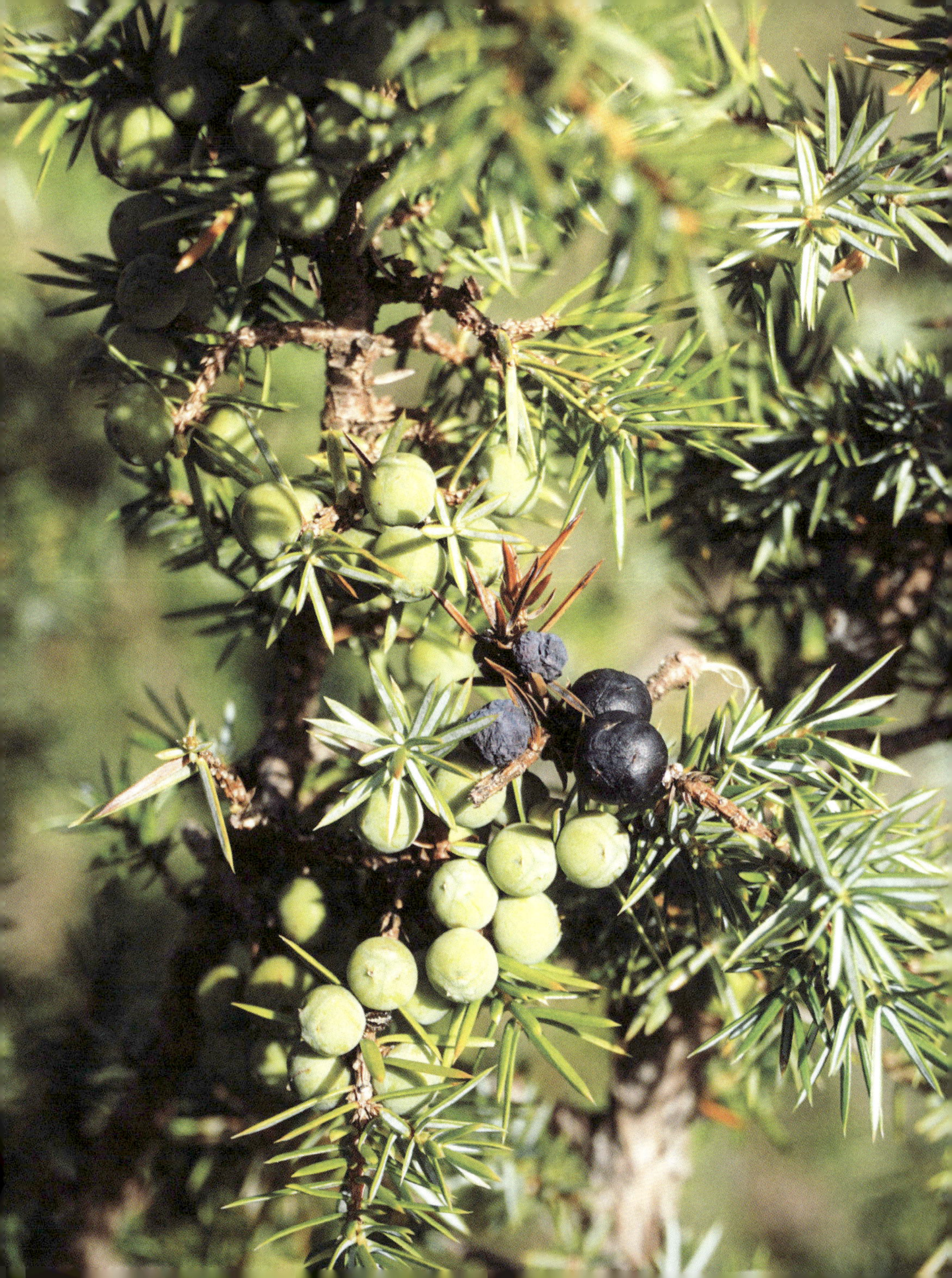

Wacholder

Universalheilmittel der Volksmedizin

*

Der immergrüne Wacholderstrauch ist bei uns als Kranewittn, Krametbaum, Feuerbaum, Kronawettn und unter weiteren regional verbreiteten Namen bekannt. Er zählt zur Familie der Zypressengewächse, weltweit gibt es davon unzählige Arten. Gleich dem Holunder genießt auch der Wacholder bei vielen Völkern große Wertschätzung. Von seiner Schutzfunktion und Reinigungskraft berichten Sagen und Legenden.
Neben Zirben, Tannen, Fichten und Lärchen gedeiht in meinem Hausgarten auch ein Wacholderstrauch, der mittlerweile schon eine stattliche Größe erreicht hat. Allerdings musste ich feststellen, dass er nie die erwünschten Beeren trägt. Ein Strauch ist entweder männlich und bildet nur gelbe Staubblüten aus, oder er ist weiblich und erzeugt Blüten; die Bestäubung und Fruchtbildung ist nur möglich, wenn ein männlicher Strauch in der Nähe ist. Das ist in der freien Natur wohl öfters der Fall.

Immergrüner Wohltäter

Der meist am Boden liegende, aber auch säulenartig vorkommende Strauch gedeiht in unseren Breiten auf Berghängen, in lichten Waldungen, auf Fluren und Weideflächen. Der Kranewittn, wie wir in unserer Gegend sagen, verbreitet einen angenehmen, dabei intensiv würzigen Geruch. Die in dreizähligen Quirlen angeordneten stacheligen Nadeln sind graugrün und durch weiße Rinnen gekennzeichnet. Im Mai und Juni blüht der Strauch mit grünlichen, unscheinbaren Blüten. Die anfangs grünen Beeren benötigen zur Reife zwei Jahre und verfärben sich dann blauschwarz. Sie enthalten Zucker, Harz, ätherische Öle, Gerbstoffe und weitere wertvolle Inhaltsstoffe. Sie helfen die Nieren anzuregen und sorgen bei einem Bad für die Belebung und Durchblutung der Haut.

Vertreibt Pest und Höllengeister

Nach altem Volksglauben soll das Räuchern mit Wacholderholz alles Böse von Haus und Hof vertreiben. Wacholderrauch gilt allgemein als reinigend und desinfizierend. Daher dürfen Wacholderzweige auch bei den Rauchabenden zur Weihnachtszeit nicht fehlen. Den Zweigen sprach man seit jeher magische Kräfte zu. Auf den Hut gesteckt, sollen sie vor Unheil schützen. Gebietsweise werden kleine Wacholderäste in das Fundament eines Neubaus gelegt und auch das fertige Haus wird mit solchen behängt, um Böses fernzuhalten.

Im Mittelalter fand der als heilsam geschätzte Strauch insbesondere bei Gicht, Rheuma und Wassersucht Verwendung. Auch als Mittel gegen die Pest werden Kranewitt und Bibernell genannt.

Der für seine Naturheilkunde und natürliche Gesundheitspflege allseits bekannte Pfarrer Sebastian Kneipp schätzte gleichfalls die heilsamen Kräfte dieses wunderbaren Strauches.

Empfehlenswert für jede Hausapotheke

In der Volksmedizin gilt der Wacholder als probates Mittel bei Magenproblemen, Harnbeschwerden, Verdauungsstörungen und Leberleiden. Beim

Verzehr der Beeren ist aber auch Vorsicht geboten. Nur wirklich reife Beeren sind auch zum Genuss geeignet. Bei längerem Gebrauch oder Überdosierung kann infolge des ätherischen Öls in den Beeren eine Nierenreizung auftreten. Allgemein wird angeraten, nur drei ganze oder zwei zerkleinerte Beeren auf einmal zu verzehren.

Wacholderbeeren aus eigener Ernte

Einer meiner Försterkollegen sammelte regelmäßig Wacholderbeeren für den persönlichen Gebrauch. Das Zerkauen von zwei, drei Beeren, so hat er mir versichert, fördert den Appetit, regt die Verdauung an und bewahrt so vor unangenehmen Blähungen. Im Herbst kann man die Beeren leicht selber pflücken: ein Tuch unter dem Strauch ausbreiten, schütteln und aufsammeln. Nach der Trocknung werden sie in einem lichtundurchlässigen Gefäß gut verschlossen. Um die wertvollen Inhaltsstoffe zu erhalten, sollte die Zerkleinerung der Beeren erst unmittelbar vor Gebrauch erfolgen. Schwangere sollten Wacholderbeeren nur sehr mäßig genießen (Nierenreizungen).

Würze für Sauerkraut und Räucherfleisch

Als Küchengewürz wird der Wacholder wegen seiner verdauungsfördernden Wirkung geschätzt. Die Beeren finden beim Einmachen von Sauerkraut, zur Zubereitung dunkler Saucen sowie für Fleisch- und Fischgerichte Verwendung, denn sie verbessern den Geschmack. Im getrockneten Zustand nimmt man die Beeren zur Herstellung von Räucherfleisch.
Eine Beigabe von 8–12 Beeren je Kilogramm Speck oder Schinken ist allgemein üblich. Wacholderzweige in der Glut des Räucherofens verbessern zusätzlich den Geschmack.

Wacholdertee pur …

Immer wieder wurde mir bestätigt, dass Wacholdertee bei Rheuma, Verdauungsproblemen und Blähungen Erleichterung bringt. Er wirkt auch entwässernd.
1 EL Beeren fein zerdrücken und in 1/4 l siedendem Wasser etwa 10 Minuten zugedeckt ziehen lassen, nach Abkühlung wieder zum Heißgetränk aufwärmen. 1–2 Tassen täglich sollten die gewünschte Erleichterung bringen.

… oder mit Fenchel und Wermut

Zerdrückte Wacholderbeeren in einer Mischung mit Fenchelsamen oder Wermut ergeben einen heilsamen Tee.

Wacholdermus

Eine beliebte Zuspeise, die gleich einer Marmelade zubereitet wird. Das eingedickte Gelee schmeckt köstlich und sorgt nach alter Überlieferung für eine regelmäßige und gute Verdauung.

Wacholderbad

Als Heilmittel bei Rheuma und Gicht empfiehlt die Naturheilkunde Bäder mit Wacholderabsud. Bäder mit Teilen des Strauches sollen nach alter Überlieferung verdauungsfördernd wirken.

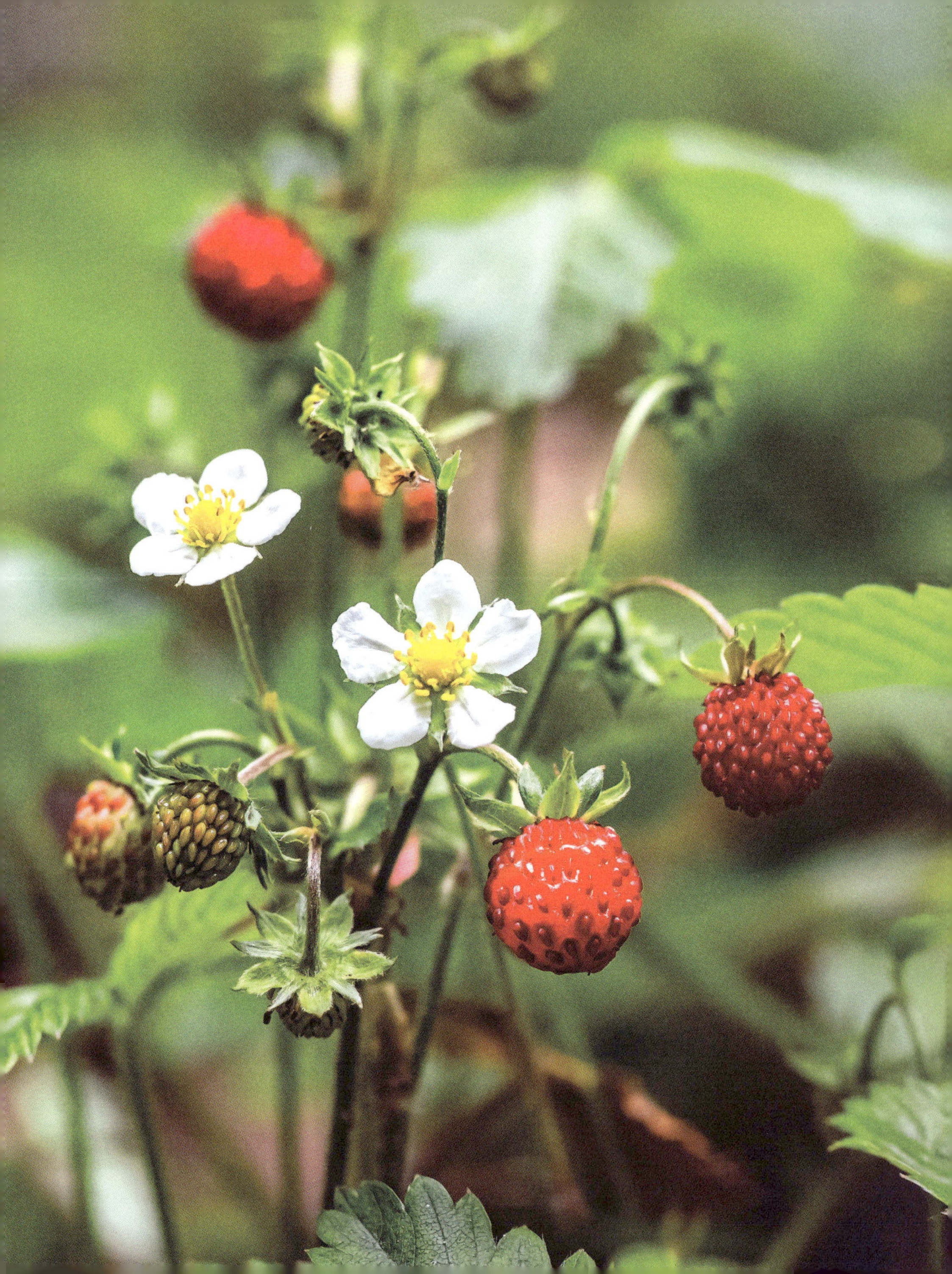

Walderdbeere

Delikatesse mit speziellem Aroma

*

Archäologen konnten nachweisen, dass die Walderdbeere schon für unsere Vorfahren der Jäger und Sammler eine begehrte Delikatesse war. In Sagen und Märchen ist sie ein wiederkehrendes Motiv, was ihren Stellenwert als Feinkost der nacheiszeitlichen Europäer untermauern mag. Ob sie auch schon als Heilpflanze und für Tees geschätzt wurde, so wie wir das heute tun, ist dagegen nicht zu belegen. Römische Dichter haben ihren Wohlgeschmack gepriesen und für die Maler des Mittelalters war sie ein Symbol der Demut und Bescheidenheit. Heute ist sie als selten gewordene Delikatesse begehrt und kann Sommertagen kulinarischen Glanz verleihen.

Wilde Erdbeere

Die Walderdbeere oder Wilde Erdbeere zählt zu den Rosengewächsen. Die in ganz Europa verbreitete Pflanze bevorzugt lockere, nährstoff- und humusreiche Böden und gedeiht gerne an Waldrändern, auf Waldlichtungen, Blößen und an Wegböschungen. Die 5–25 Zentimeter hohen und wintergrünen Gewächse tragen an den Stängeln einige weiße, fünfzählige Blüten, die je nach Witterung von April bis Juni auftreten und im Sommer zu Früchten heranreifen. Die Blüten sind von fünf kleinen Außenblättern umgeben, in der Mitte der weißen Kronblätter

befinden sich etwa 20 gelbe Staubblätter und in ihrer Mitte wiederum zeigen sich die gelbroten Fruchtblätter. Sind die Blüten bestäubt, entwickeln sich die begehrten Beerenfrüchte, botanisch gesehen handelt es sich um Sammelnussfrüchte. Jedes Fruchtblatt einer Blüte bildet ein ca. ein Millimeter langes Nüsschen aus. Aus einer Vielzahl von Nüsschen setzt sich eine Frucht zusammen. Die zunächst grünen Beeren verfärben sich durch Anthocyane bis zur Reife rot. Mit Vorliebe verzehren zahlreiche Wildtiere die schmackhaften Früchte, scheiden die kleinen hartschaligen Nüsschen aus und tragen so zur Verbreitung wie Vermehrung der Sammelnussfrüchte bei.
Walderdbeeren vermehren sich aber auch vegetativ. Aus langen Ausläufern bilden sich Wurzeln und daraus neue Rosetten. So entsteht ein ganzer Erdbeerschlag.

Züchtungen für den Garten

Durch die Züchtung großfruchtiger Erdbeersorten (Gartenerdbeere, später: Ananas) wurde die Walderdbeere ab dem 18. Jahrhundert kaum mehr kultiviert und blieb daher nur für Kenner und eben auch die Landbewohner ein geschätzter Leckerbissen. Die besonderen Wirkstoffe der Walderdbeere sind in der Gartenerdbeere freilich nicht mehr enthalten. Die in der Volksmedizin geschätzte Erdbeere ist daher die Walderdbeere. Nur sie weist kondensierte Gerbstoffe auf, die gegen Durchfall Verwendung finden, dazu auch Flavonoide, wertvolle Säuren und Öle. Bei Erkrankung der Harnwege, Magen- und Darmkatarrh und vielen weiteren Leiden ist die Walderdbeere als Heilmittel anerkannt. Aus Vorsicht vor Eiern des Fuchsbandwurmes müssen Walderdbeeren vor Verzehr sorgfältig gewaschen werden.

Walderdbeersaft

1 kg Zucker und 1 kg gewaschene Walderdbeeren in eine weithalsige Flasche geben und einige Tage stehen lassen. Der Zucker entzieht den Erdbeeren nach und nach den Saft. Diesen Sirup durch ein Tuch und in gut schließende Flaschen seihen. An einem kühlen Ort ist er länger haltbar.

Walderdbeertee

Die Blätter kann man von Mai bis August leicht selber sammeln und trocknen. In lichtgeschützten, gut verschließbaren Gläsern aufbewahren, damit das Aroma nicht verloren geht.
1 TL fein geschnittene Blätter mit kochendem Wasser übergießen und nach 5–10 Minuten abseihen. Nach Belieben kombinierbar mit anderen heimischen Teekräutln.

Walderdbeerstanitzel

Vor hohen Festtagen wie Maria Himmelfahrt und besonderen Familienfesten bereitete meine Mutter die von uns Kindern heiß geliebten Erdbeerstanitzel zu. Hier ihr Rezept zum Nachbacken:
1 Ei mit 50 g Staubzucker kurz verrühren und 50 g Mehl untermischen – je weniger gerührt wird, desto schöner das Gebäck. Vom Teig dünnere Scheiben (etwa 10 cm Durchmesser) auf ein bewachstes Backblech streichen, heiß backen, vorsichtig ablösen und noch heiß zu Tüten (Stanitzeln) drehen. Die ausgekühlten Stanitzel mit Erdbeerschaum oder Schlagobers füllen, mit Walderdbeeren belegen und zuletzt geriebene Schokolade darüberstreuen.

Ein schnelles Dessert

Ein Schüsselchen voll Walderdbeeren, sauber gewaschen und von etwaigen Mitbringseln aus dem Wald befreit, mit etwas Schlagobers und Zucker angerichtet, ergibt ein köstliches Sommer-Dessert, das wohl jeden Gaumen erfreut.

Walderdbeerkompott

1/8 kg Zucker in 1/4 l Wasser einrühren und aufkochen, 1/2 kg gesäuberte Erdbeeren beigeben, 1 Minute sieden und dann erkalten lassen.
Extra-Tipp: Die grünen Kerne der Walderdbeeren enthalten einen Bitterstoff, der aber erst nach einiger Kochzeit wirksam wird. Daher die Marmeladenmasse nur kurz aufkochen.

Walderdbeerschaum

1/2 kg gewaschene Walderdbeeren pürieren und mit 50 g Staubzucker schaumig rühren. Steifgeschlagenes Obers unter die Erdbeeren unterheben. Zunge wie Gaumen werden wässerig in Erwartung dieses fürstlichen Genusses!

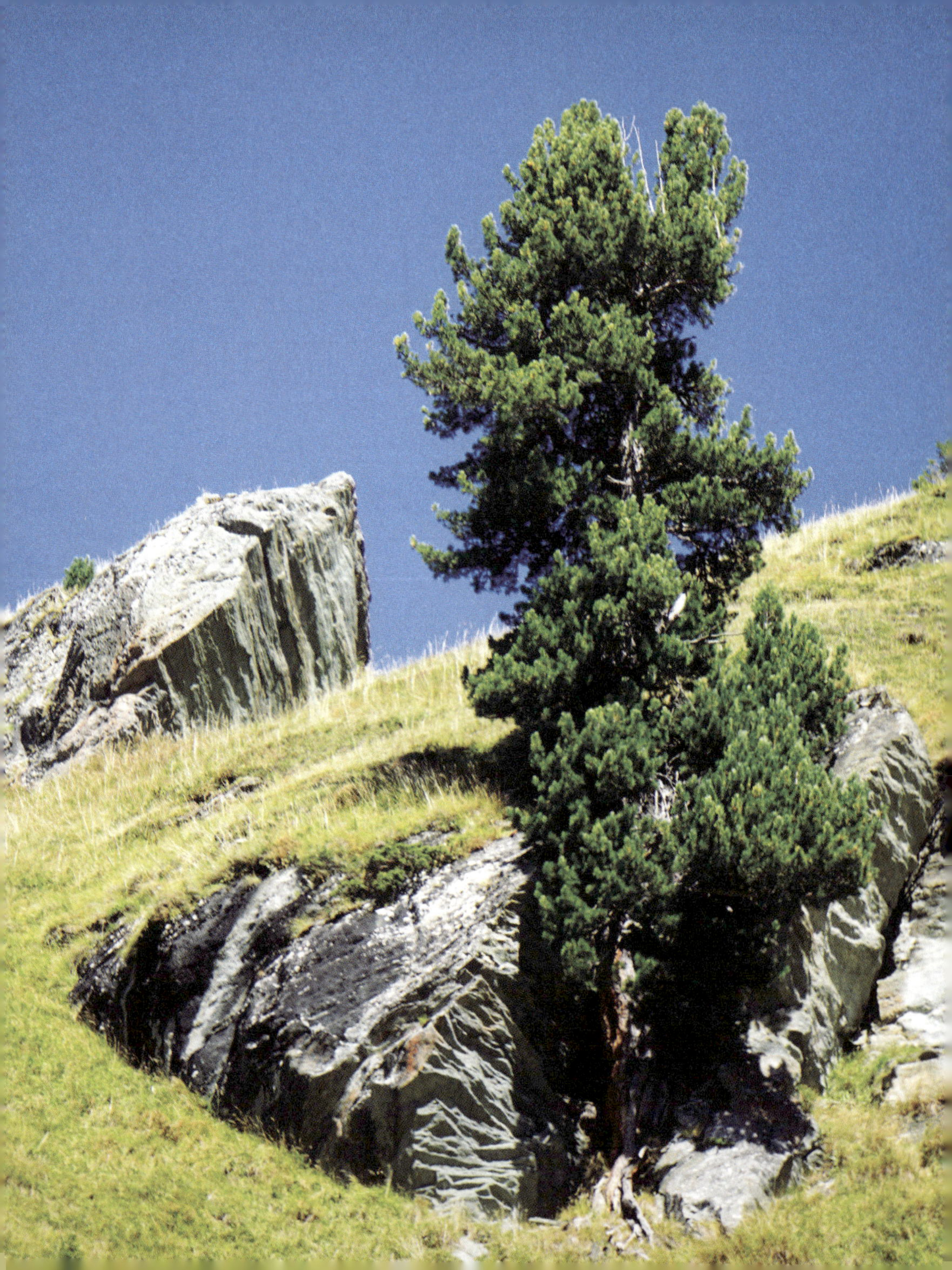

Zirbe

Im Zeichen von Harmonie und Wohlbefinden

*

Schon als Kind, auch später in meinem Berufsleben als Förster, faszinierte mich dieser wunderbare Baum. Vielleicht lag es am herrlich duftenden Holz und an den schmackhaften Samenkernen, die mir die Zirbe so sehr ans Herz wachsen ließen. Jedenfalls sind wir schon als Kinder auf „Zapfenjagd" gegangen und haben uns die nahrhaften Zirbenkerne schmecken lassen. Zirbennüsse sind eine Delikatesse und voll mit Nährstoffen und physiologisch wertvollen Ölen. Die widerstandsfähige, äußerst genügsame Zirbe zählte schon vor Jahrtausenden neben Birke, Rotföhre und Lärche zur dominierenden Baumart im Alpenraum. Bereits der junge Keimling verankert seine Pfahlwurzeln tief im felsigen Boden und trotzt im weiteren Wachstum allen Gefahren des Hochgebirges. In der Salzburger Bergwelt sind reine Zirbenbestände rar geworden, man trifft sie nur mehr vereinzelt oder im Verband mit Lärchen. Größere zusammenhängende Zirbenbestände finden sich noch im Nationalpark der Kärntner Nockberge, in Tirol und der Steiermark, aber auch in Südfrankreich. In der Schweiz ist die Zirbe als „Arve" bekannt.

Gut zum Naschen, Riechen, Trinken

Freistehende, ausgewachsene Zirben erscheinen oft in seltsamen Wuchsformen mit sonderbar verkrümmten Verästelungen, sodass sie aus der Ferne oft wie Berggeister erscheinen. Tatsächlich ist die Zirbe etwas Besonderes: Sie kann imposante 25 Meter hoch und annähernd tausend Jahre alt werden. Die sehr frostharte, immergrüne Zirbe ist ein Baum der Hochalpen und gedeiht bis in Höhen von 2600 Metern. In den letzten Jahrzehnten wurde die Zirbe wieder zur Hochlagenaufforstung herangezogen, allerdings sind Jungpflanzen durch Verbiss und Verfegen von Wild gefährdet. Die Nadeln des zur Familie der Kieferngewächse zählenden Baumes sind etwa 11 Zentimeter lang und stehen büschelweise zu je fünfen an den Trieben. Je nach Vegetation und Höhenlage erstreckt sich die Blütezeit von Mai bis Juli. Im oberen Kronenbereich gedeihen an den Spitzen der Langtriebe die weiblichen Blütenzapfen, an der Basis von jungen Langtrieben die gelb-violetten, männlichen Blütenzapfen. Zirbenzapfen verfärben sich nach einem Jahr hellbraun. Erst im Frühjahr des dritten Jahres fallen die überreifen, verholzten Fruchtzapfen auf den Boden und zerfallen. Die ca. 10–14 Millimeter langen Kerne sind ein „gefundenes Fressen" für viele Wildtiere und Vögel, die damit für die Verbreitung des wunderbaren Baumes sorgen. Wie ich immer wieder beobachten konnte, wird die Zirbe besonders vom Tannenhäher verbreitet. Der emsige Vogel sammelt im Herbst die reifen Nüsse aus den Zapfen und versteckt sie im lockeren Boden als Vorrat für den Winter. Zum Glück vergisst der Vogel so manches Versteck und ein neues Zirbenpflänzchen beginnt zu wachsen.

Zirbenkerne sind fein zum Naschen und werden auch gern zum Backen genommen. Die wohlschmeckenden Samen enthalten 70 % Fett und 20 % Eiweiß.

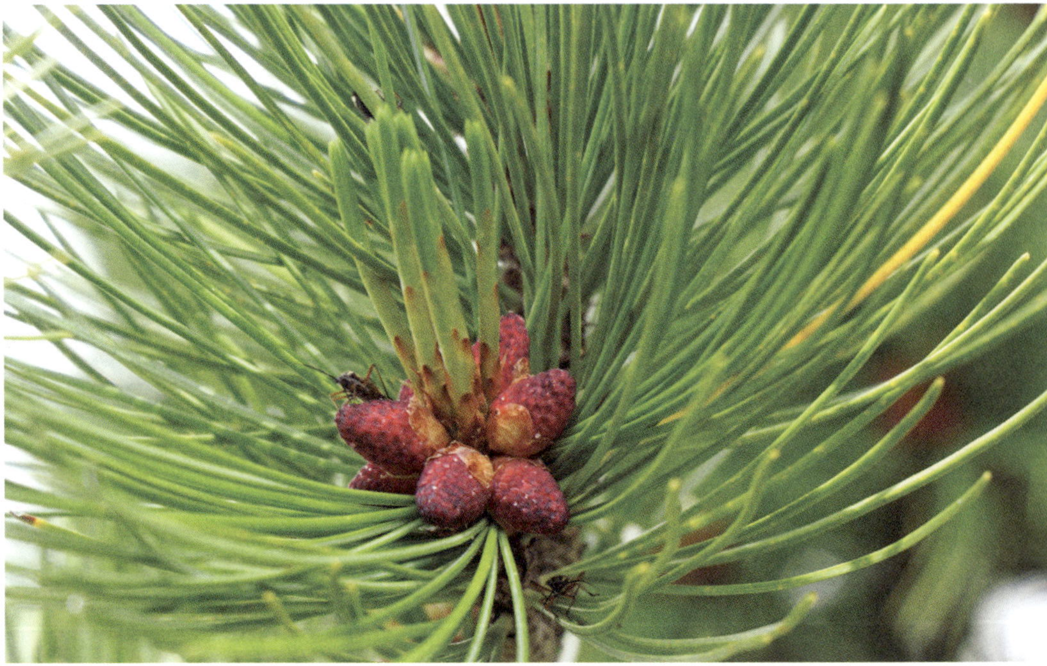

Zirben tun uns gut

Was unsere Alten schon immer wussten, wird heute wissenschaftlich bestätigt. Die wertvollen Inhaltsstoffe der Zirbe tun dem Menschen rundum gut. Zirbenholz hat eine lebhafte Zeichnung, die gut verwachsenen, dunklen Äste treten optisch kräftig hervor, dazu lässt es sich leicht verarbeiten und der Duft des Zirbenholzes sorgt für gesunden Schlaf. Darum wussten bereits unsere Vorfahren, die ihre Wohnräume und Stuben häufig mit Zirbenholz verkleideten. Kästen und Truhen fertigte man aber auch deswegen aus Zirbenholz, weil es den Vorzug hat, Insekten abzuweisen und antibakteriell zu wirken. Zirbenholz schützt vor Ungeziefer wie Motten und Schaben. Kostbare Gamsbärte werden in unserer Gegend übrigens bis heute in Zirbenholzhüllen verwahrt.

Wellnesshotels schließen gern an diese Tradition an und statten ihre Komfortzimmer mit edler Zirbe aus – und den Gästen gefällt's. Mittlerweile wurde auch wissenschaftlich nachgewiesen, dass Zirbenholz für eine Verringerung der Herzfrequenz sorgt und der „Erholungsnerv" im Zirbenbett erheblich aktiviert wird. Wie bei vielen anderen Nadelhölzern findet sich auch in der harzreichen Zirbe ätherisches Öl. Wird Zirbenholz destilliert, so erhält man maximal ein Gramm Öl. Bestimmte Komponenten davon wirken laut Studien beruhigend und vermindern die Vermehrung schädlicher Bakterien.

Die wohltuende Wirkung rund um die Zirbe wird immer mehr auch in der Geschäftswelt entdeckt. So gibt es etwa Zirbenkissen mit reiner Schafwolle, Zirbenbettwäsche, flüssige Zirbenseife und Zirbenshampoo. Das ätherische Zirbenöl wirkt mild, desinfizierend und anregend auf die Blutung der Haut. Auch ich benütze seit längerer Zeit einen mittelharten Zirbenpolster. Er passt sich Kopf und Nacken wohltuend an und sorgt für einen tiefen, erholsamen Schlaf.

Geschätzt ist das weiche Holz auch bei Schnitzern. Vor Jahren fertigte mir ein bekannter Südtiroler Schnitzer eine Wanduhr an – und noch immer erfüllt ihr herrlicher Duft unser Wohnzimmer.

Anwendung

Zirbenöl

Gleich der Latsche wird aus den Nadeln, Ästen und Harz auch das Zirbenöl gewonnen. Die herrliche Wirkung eines Saunaaufgusses mit Zirbenaroma ist wohltuend für Körper, Geist und Seele. Das ätherische Öl wird auch in Duftlampen, Seifen, Shampoos und Massageölen eingesetzt.

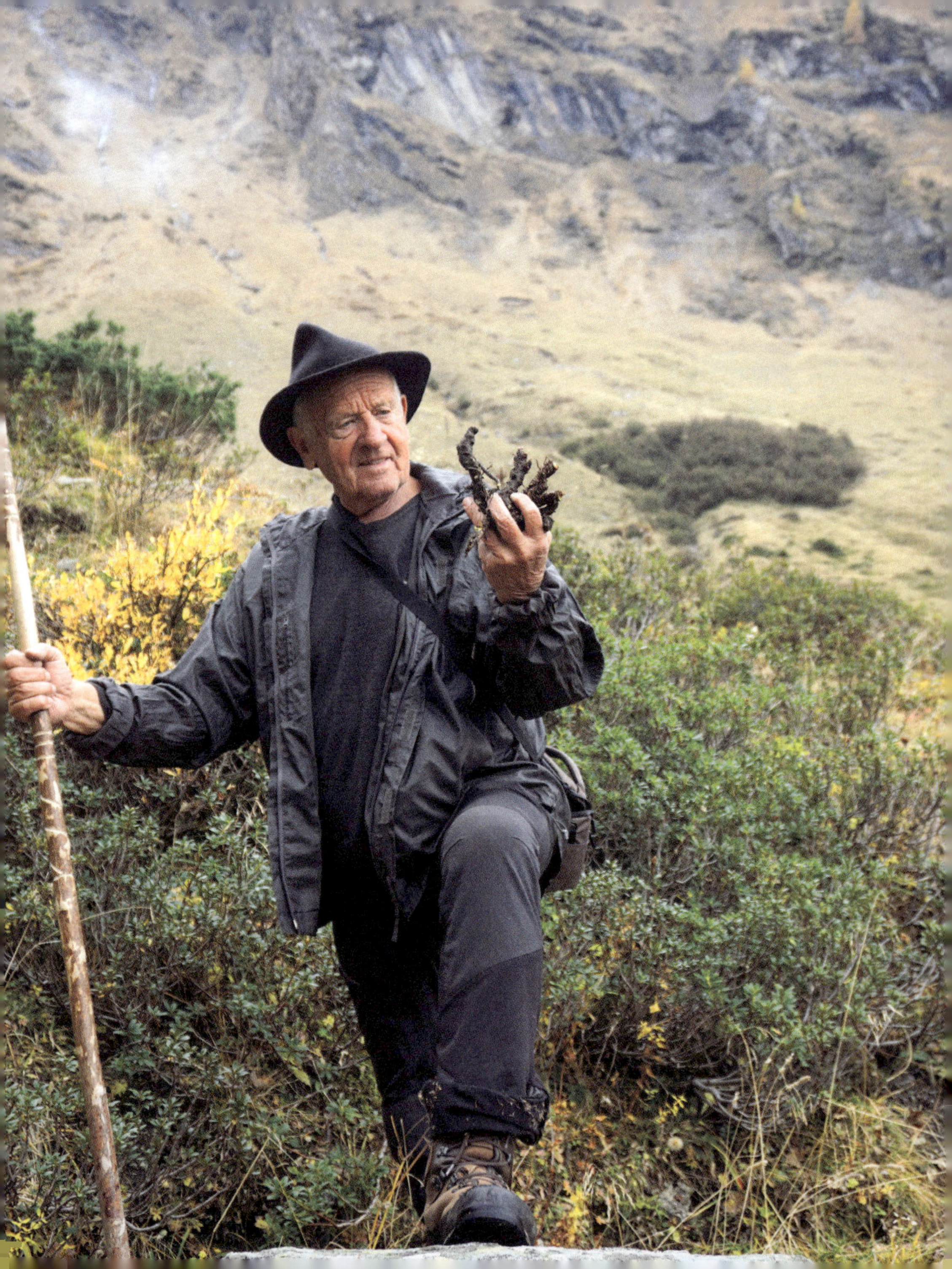

Exkurs:
„Schnapsideen“

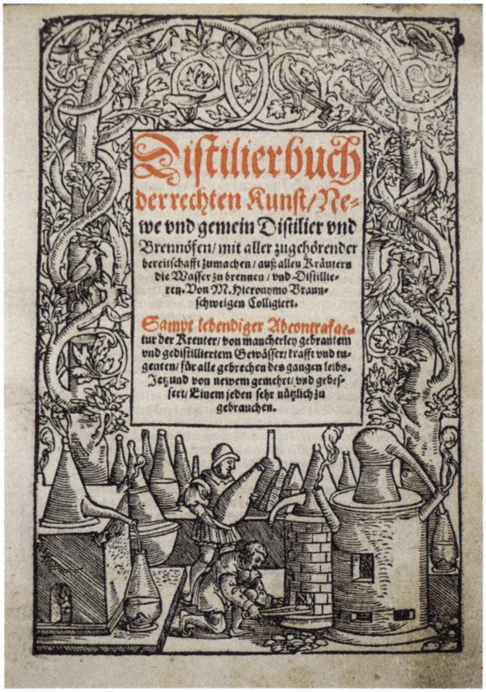
Distilierbuch
der rechten Kunst/ Ne-
we vnd gemein Distillier vnd
Brennöfen/ mit aller zugehörender
bereitschafft zumachen / auß allen Kräutern
die Wasser zu brennen / vnd Distillie-
ren. Von M. Hieronymo Braun-
schweigen Colligiert.
Sampt lebendiger Abcontrafac-
tur der Kreuter/ von mancherley gebrantem
vnd gedistilliertem Gewässer/ krafft vnd tu-
genten/ für alle gebrechen des gantzen leibs.
Jetz und von newem gemehrt/ vnd gebes-
sert/ Einem jeden sehr nützlich zu
gebrauchen.

„Distilierbuch der rechten Kunst“, herausgegeben von Hermann Gülfferich, Frankfurt am Main 1551

Der Begriff „Schnapsidee“ ist umgangssprachlich weit verbreitet und verweist auf eine unrealistische, ausgefallene Aktion. „Wie bist du denn auf diese Schnapsidee gekommen?“ So oder so ähnlich lautet manche Frage. Die Idee und Vielseitigkeit beim Schnapsbrennen ist hingegen eine weitreichende Kunst des Destillierens verschiedenster Obst- und Fruchtsorten und reicht weit in die Geschichte der Menschheit zurück. Schon die alten Ägypter und Griechen befassten sich mit dem Destillieren und Alkohol. Zahlreiche Aufzeichnungen zeigen, dass bereits im Altertum hochprozentiger Schnaps erzeugt wurde.
Die berauschende Wirkung des Alkohols übte schon immer eine gewisse Faszination auf Menschen aus. Im Mittelalter waren es vor allem Mönche,

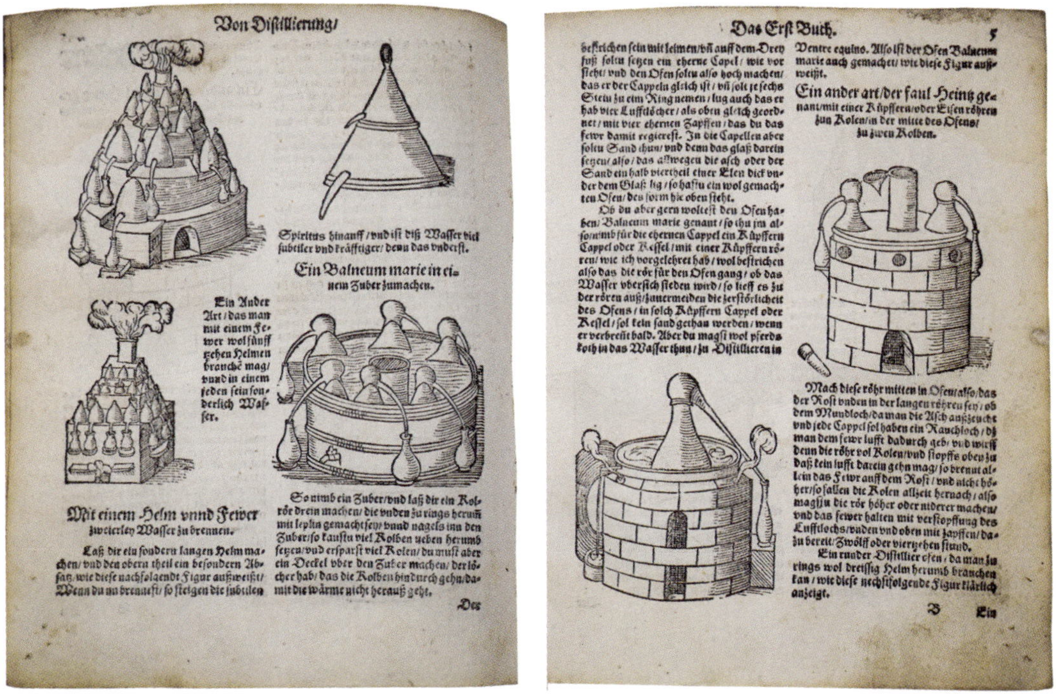

Von Distillierung/

Spiritus hinauff/vnd ist diß Wasser viel subtiler vnd kräfftiger/denn das vnderst.

Ein Balneum marie in einem Zuber zumachen.

Ein Ander Art/das man mit einem Fewer wol fünffzehen Helmen brauchē mag/vnnd in einem jeden sein sonderlich Wasser.

Mit einem Helm vnnd Fewer zweierley Wasser zu brennen.

Laß dir ein sondern langen Helm machen/vnd den obern theil ein besondern Absatz/wie diese nachfolgendt Figur außweißt/ Wenn du in brennest/so steigen die subtilen

So nimb ein Zuber/vnd laß dir ein Kolröe drein machen/die vnden zu rings herumb mit leymen gemacht sey/vnnd nagels inn den Zuber/so kanstu viel Kolben neben herumb setzen/vnd ersparst viel Kolen/du must aber ein Deckel vber den Zuber machen/der löcher hab/das die Kolben hindurch gehn/damit die wärme nicht herauß geht.

Der

Das Erst Buch. 5

bestrichen sein mit leimen/vnd auff dem Dreyfuß soltu setzen ein eherne Capel/wie vor steht/vnd den Ofen soltu also hoch machen/das er der Cappeln gleich ist/vnd solt je sechs Stein zu eim Ring nemen/lug auch das er hab vier Lufftlöcher/als oben gleich geordnet/mit vier ehernen Zapffen/das du das fewr damit regierest. In die Capellen aber soltu Sand thun/vnd denn das glaß darein setzen/also/das allwegen die asch oder der Sand ein halb viertheil einer Elen dick vnder dem Glaß lig/so hastu ein wol gemachten Ofen/des form hie oben steht.

Ob du aber gern woltest den Ofen haben/Balneum marie genant/so thu jm also/nimb für die ehernen Cappel ein Küpffern Cappel oder Kessel/mit einer Küpffern rören/wie ich vorgelehret hab/wol bestrichen also das die rör für den Ofen gang/ob das Wasser vbersich sieden wird/so lieff es zu der rören auß/zuuermeiden die zerstörlicheit des Ofens/in solch Küpffern Cappel oder Kessel/sol kein sand gethan werden/wenn er verbrent bald. Aber du magst wol pferdskoth in das Wasser thun/zu Distillieren in Ventre equino. Also ist der Ofen Balneum marie auch gemachet/wie diese Figur außweißt.

Ein ander art/der faul Heintz genant/mit einer Küpffern/oder Eisen röhren zun Kolen/in der mitte des Ofens/zu zwen Kolben.

Mach diese röhr mitten in Ofen/also/das der Rost vnden in der langen röhren sey/ob dem Mundloch/da man die Asch außzeucht vnd jede Coppel sol haben ein Rauchloch/daß man dem fewr lufft dadurch geb/vnd wirff denn die röhr vol Kolen/vnd stopffe oben zu daß kein lufft darein gehn mag/so brennt allein das Fewr auff dem Rost/vnd nicht höher/so fallen die Kolen allzeit hernach/also magstu die rör höher oder niderer machen/vnd das fewer halten mit verstopffung des Lufftlochs/vnden vnd oben mit zapffen/dazu bereit/Zwölff oder vierzehen stund.

Ein runder Distillier ofen/da man zu rings wol dreissig Helm herumb brauchen kan/wie diese nechstfolgende Figur klärlich anzeigt.

B Ein

die experimentierten und verschiedene Schnäpse und Liköre von besonderer Qualität erzeugten. Damals war Alkoholgenuss eher der gehobenen Gesellschaft vorbehalten. Die Tradition rund um das Brennen und der Vorgang des Destillierens werden seit langer Zeit auf vielen Bauernhöfen gepflegt. Aufgrund der schlechten Wirtschaftslage und der Knappheit der Nahrungsmittel wurde früher für die Brennerei hauptsächlich Fallobst verwendet. Der sogenannte Obstler aus Äpfeln und Birnen diente vor allem für den Hausgebrauch.

Im Laufe der Zeit hat sich in der Kultur des Schnapsbrennens vieles in die positive Richtung entwickelt. Grundsätzlich können zur Erzeugung alle zucker- und stärkehaltigen Früchte, Wurzeln und Getreidearten

verwendet werden. Mittlerweile sind sortenreine Brände gefragt, sie werden aus genussreifem, gesundem und sauberem Obst sowie aus Beeren erzeugt, beinhalten den gewünschten Zuckergehalt und fördern die Alkoholausbeute. Edelbrände und Liköre sind kostbare Tropfen und erfordern zur Herstellung viel Erfahrung und einen erheblichen Zeitaufwand. Im Laufe meines Berufslebens als Förster, aber auch in späteren Jahren, erhielt ich bei verschiedenen Gelegenheiten einen Einblick in die Praxis der Schnapsbrennerei.
Zur Herstellung von Brand oder Schnaps werden zunächst die Früchte bzw. Wurzeln gereinigt, zerkleinert und eingemaischt. Die zerkleinerten Früchte und Wurzeln nennt man Maische. Die alkoholische Gärung erfolgt in einem Fass. Dabei wandelt die Hefe den Zucker in Alkohol um und es kommt zur Bildung neuer Aromastoffe. Nach entsprechender Gärzeit erfolgt der Brennvorgang (Destillation). Nun wird die Maische erhitzt, die freiwerdenden Alkoholdämpfe werden zu einem Kühler geleitet und wieder verflüssigt. Der gewonnene Alkohol wird als „Destillat" bezeichnet. Nach dem ersten Brand (Rauhbrand) erfolgt der Feinbrand. Ein guter „Selbstgebrannter" soll beim Trinken nicht brennen und ein wohltuendes Aroma aufweisen.

Wichtig für alle, die sich selbst an der Herstellung üben wollen: In Österreich regelt das Alkoholsteuergesetz die Produktion von hochprozentigem Alkohol. Land- und forstwirtschaftliche Betriebe dürfen als sogenannte Abfindungsbrenner zu einem begünstigten Steuersatz Schnaps herstellen. Die Aktivität und das genutzte Gerät sind, wie auch der Brennvorgang, dem Zollamt zu melden. Von nahezu allen Regeln ist hingegen das private Brennen mit Destillen bis zu zwei Liter Volumen ausgenommen. In Deutschland ist die Regelung strenger: Wer als Privatperson Schnaps brennen möchte, muss dies in einer sogenannten Abfindungsbrennerei tun – die Nutzungserlaubnis von Kleindestilliergeräten mit einem

Fassungsvermögen von bis zu 0,5 Litern zur privaten Alkoholgewinnung ist seit 2018 Geschichte.

Ausgezeichnete Schnäpse sind nach wie vor bei diversen Feierlichkeiten und Anlässen beliebt, erfreuen die Herzen und sorgen für gute Stimmung. Damit Aroma, Geschmack und ihre Eigenart voll genossen werden können, müssen verschiedene alkoholische Getränke auch die richtige Trinktemperatur aufweisen. Ich habe mich im Salzburger Land auf die Suche gemacht – und bin fündig geworden: am Grabnerhof in Bad Hofgastein, am Grünegg-Hof in Dienten am Hochkönig und auf der Viehhausalm im Großarltal.

Grabnerhof in Bad Hofgastein

Ein Trinkspruch lautet: „Ein Gläschen in Ehren kann niemand verwehren." Und schon Martin Luther wusste: „Iss, was gar ist, trink, was klar ist, red, was wahr ist." Und klar sind auch die prämierten Schnäpse von Liesi und Sepp Höhenwarter vom hochgelegenen Grabnerhof in Bad Hofgastein. Eine Rarität am Hof ist der Rosenwurzschnaps.
Obwohl ich mich seit jungen Jahren mit der alpinen Pflanzenwelt befasse, war mir die Rosenwurz lange unbekannt. Die Rosenwurz wurde schon sehr früh in der Volksmedizin erfolgreich eingesetzt. Schriftliche Aufzeichnungen reichen 2000 Jahre zurück und dokumentieren die Wertschätzung. Die widerstandsfähige, mehrjährige Pflanze mit einer Wuchshöhe von bis zu 20 Zentimetern und einem bis zu 5 Zentimeter dicken Wurzelstock blüht in 6 Millimeter breiten, sternförmig-hellgrünen Trugdolden. Sie ist besonders in kalten Regionen Chinas, in Russland sowie Nordosteuropa heimisch. Hier wurde der Rosenwurz seit

jeher eine besondere Bedeutung zugeschrieben und man setzte sie zur Leistungssteigerung, aber auch als Stimmungsaufheller ein. Laut Überlieferung nutzten schon die Wikinger die Rosenwurz, um den Kampfgeist der Krieger zu stärken. Der Duft kommt nicht aus den Blüten, sondern vom rosenähnlichen Geruch des Wurzelstockes.

In Mitteleuropa wird die Heilpflanze in einem Kräuterbuch von Leonhardt Fuchs um 1540 hochgepriesen. Die Rosenwurz ist eine „Anti-Stress-Pflanze", ein sogenanntes Adaptogen. Die Wirkung ist heute wissenschaftlich nachgewiesen – sie soll nicht nur vor Stress schützen, sondern auch bei Angststörungen, Depressionen und dem Burnout-Syndrom helfen. Medizinischen Untersuchungen zufolge reduzieren Rhodiola-Extrakte die Ausschüttung von Stresshormonen. Rosenwurzkapseln werden auch in Apotheken angeboten und unterstützen die körperliche und geistige Leistungsfähigkeit. Um die Belastung der Kosmonauten in der frühen Raumfahrt der Sowjetunion zu lindern, setzte man unter anderem die Rosenwurz ein.
Mit der besonderen Wirkung der fast vergessenen Pflanze beschäftigte sich auch in den letzten Jahrzehnten die europäische Medizin. Aufgrund ihres Wirkungsprofils könnte die Rosenwurz auch bedeutend in der Therapie von Long Covid sein. Wegen all ihrer weitreichenden Eigenschaften wurde die Rosenwurz von einem Expertenteam der österreichischen Universitäten (Herbeal Medical Products Platform Austria, kurz: HMPPA) zur Arzneipflanze des Jahres 2023 gekürt.

Von Konsumenten sehr geschätzt sind Spezialbrände, die aus Wurzeln erzeugt werden. Einer Obstmaische mengt man klein geschnittene Wurzeln bei. Sepp Höhenwarter war einer der ersten Landwirte, der sich in diesem Zusammenhang mit dem Brennen der Rosenwurz befasste.

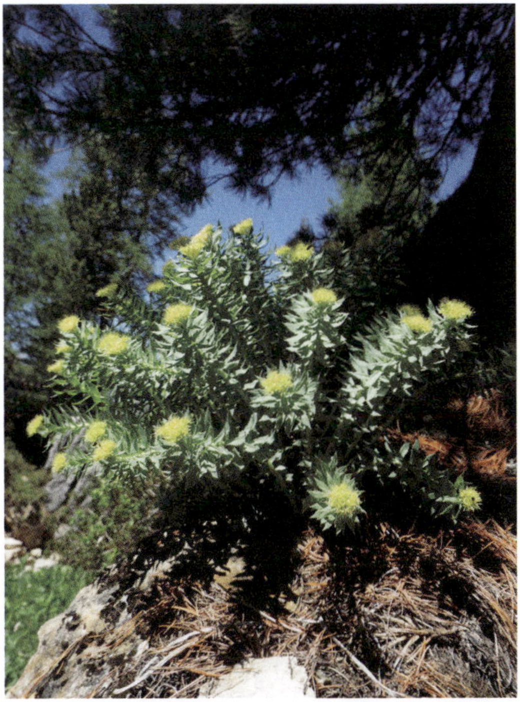

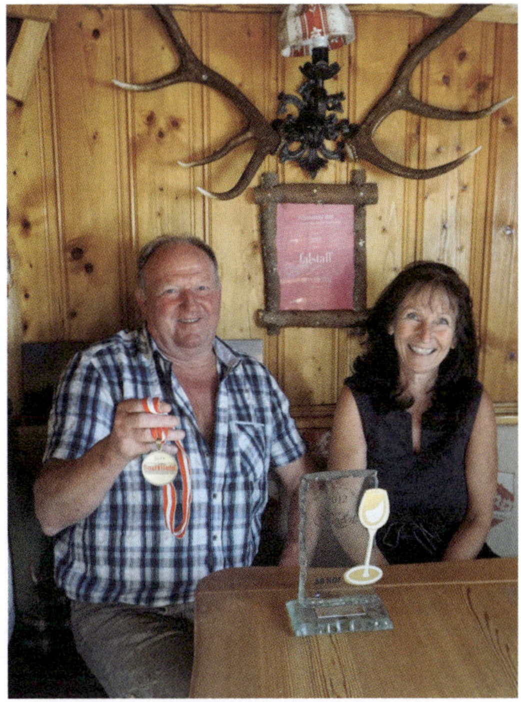

Rosenwurz zu Obstler: In 200 l Maische kommen ca. 10 kg Rosenwurz. Nach 2–6 Wochen Gärzeit erfolgt das Brennen. Für den „Rosenwurz" erhielt der Grabnerhof in Bad Hofgastein von der Jury des World Spirits Award 2017 das Golddiploma sowie eine weitere hohe Auszeichnung als „Edelbrand des Jahres 2018". Bei der Frankfurt International Spirits Trophy 2019 gab es die höchste Auszeichnung „Grand Gold".

Grundsätzlich sind beim Wurzelgraben die Naturschutzbestimmungen zu beachten. Eine Grabgenehmigung von der zuständigen Behörde ist für geschützte Pflanzen erforderlich. Erstmalig hatte ich die Gelegenheit beim Wurzelgraben der Rosenwurz dabei zu sein und produzierte einen Rosenwurzlikör.

Rosenwurzlikör (nach eigenem Rezept): 1 l Birnenschnaps (Williamsbirne) mit ca. 200 g sauberen, feingeschnittenen Wurzeln und 100–200 g Kandiszucker in einem Gefäß ansetzen, gut verschließen und 5–6 Wochen ziehen lassen. Danach mit einem Filter abseihen und in Flaschen abfüllen. Hin und wieder ein Schluck davon stärkt das Wohlbefinden und ist ein wahrer Genuss.

Grünegg-Hof in Dienten am Hochkönig

In Dienten am Hochkönig im Salzburger Land betreibt die Familie Rainer im 500 Jahre alten Grünegg-Hof eine hauseigene Edelbrennerei. Seit Generationen werden hier uraltes Wissen und die Tradition des Brennens gepflegt. In der Schaubrennerei wird Besuchern hautnah die Kunst des Destillierens vermittelt. Höchstprämierte Edelbrände und Liköre kann man hier unter fachkundiger Beratung verkosten. Über 100 Schnäpse und Liköre wurden bei nationalen und internationalen Bewertungen ausgezeichnet.

Vater Heinrich ist auf Schnaps spezialisiert, Sohn Johannes tüftelt an verschiedensten Likör-Rezepten. Bei der Wieselburger Messe 2014 etwa kürte die Jury den „Vogelbeerbrand 10" von Heinrich und den „Tannenwipferl-Likör" von Johannes zu den besten bäuerlichen Edelbränden und Likören Österreichs. Der Sohnemann war auch jüngster Bundessieger in der Geschichte der Messe.

Wie ich mich beim gemeinsamen Graben der Meisterwurz auf der hofeigenen Grüneggalm überzeugen konnte, legen die Schnapsexperten größten Wert auf das jeweilige Sternbild und auf die Mondphase. Während die Sonne ein ganzes Jahr benötigt, um sämtliche Sternzeichen zu durchwandern, geschieht dies beim Mond innerhalb eines Monats. Der Mond

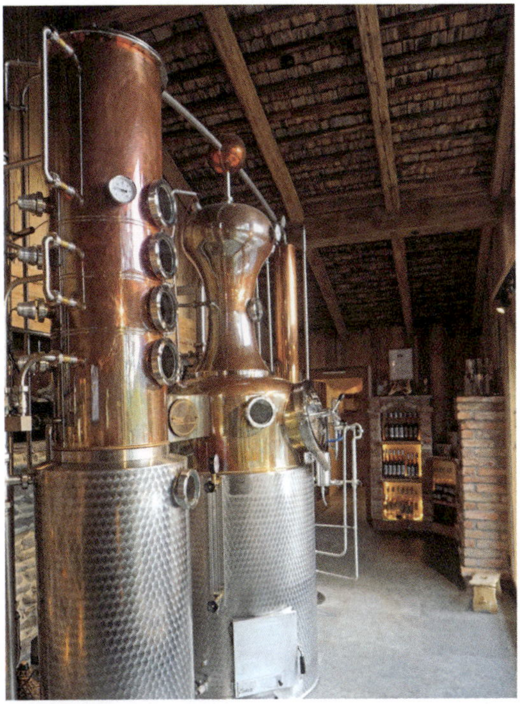 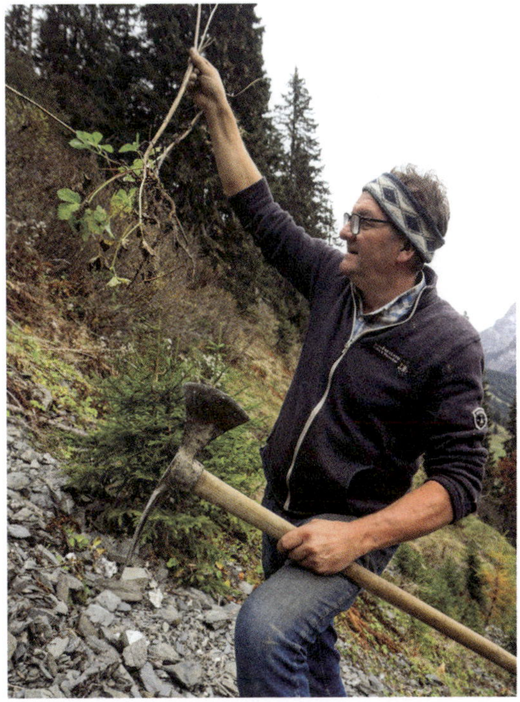

steht im Unterschied zu den anderen Planeten alle paar Tage in einem anderen Tierkreiszeichen. Gegraben nach der Zauberwurzel wird nur bei abnehmendem Mond und einem Erdsternbild (Stier, Jungfrau, Steinbock). Diese Zeichen der Kälte und Dunkelheit fördern die Kraft der Wurzeln. Neben hochentwickelten Brenngeräten in gewerblichen Brennereien werden bei Haus- und Abfindungsbrennern allgemein einfache Brenngeräte, bestehend aus Brennblase, Helm, Steigrohr und Kühler, verwendet. Viele Landwirte erzeugen nach alter Tradition exzellente Edelbrände. Die Alpenregion ist bekannt für die Vielzahl an bewirtschafteten Almen – diese stellen für die Landwirte eine gute Möglichkeit für die Direktvermarktung der hofeigenen Produkte dar. Allein rund 40 Almen liegen im Großarltal im Salzburger Land.

Viehhausalm im Großarltal

Die Viehhausalm liegt in einer Höhe von 1 640 Metern und bietet einen herrlichen Blick auf die schneebedeckten Berge der Hohen Tauern und auf den Ort Großarl. Familie Hettegger bewirtschaftet die hofeigene Alm. Silvester Hettegger pflegt die Tradition der Brennerei seit Jahrzehnten und erzeugt nach langer Erfahrung Spezialbrände von höchster Qualität. Beim Brennverlauf „Enzian im Obstler" erfolgt die Verarbeitung ähnlich wie bei der Meisterwurz: Für eine Kesselfüllung Maische benötigt man 2–3 kg gewaschene Wurzeln. Der gelbe Enzian wird heute bis in Höhenlagen von 1 600 Metern bereits landwirtschaftlich kultiviert und kommt auch bei der Brennerei zum Einsatz. Größten Wert legen Silvester

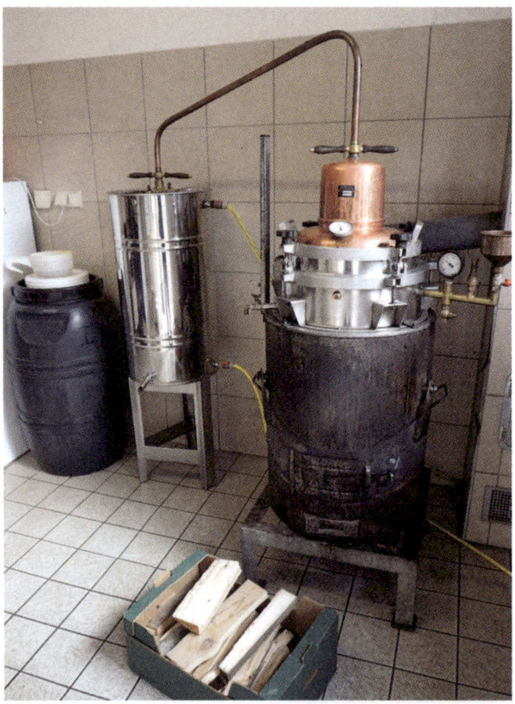

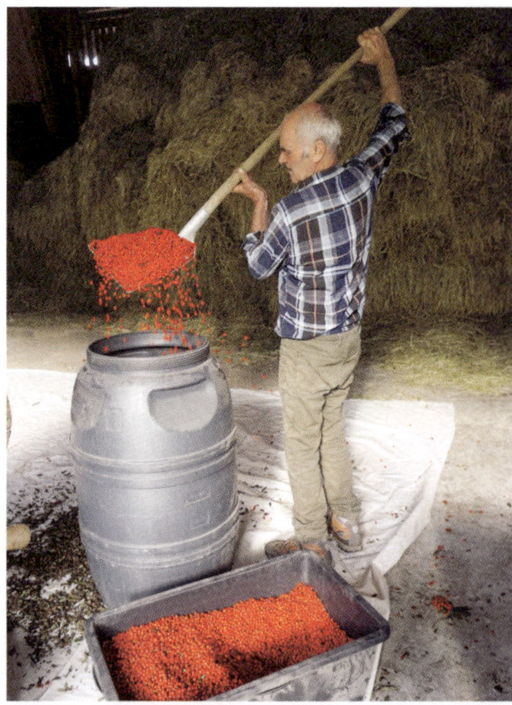

Hettegger und Sohn Julian auf die Sauberkeit rund um das Brennen. Es wird nur gesundes und sauberes Obst verwendet. Alkoholische, lebensmittelechte und gut verschließbare Gärbehälter mit Gärspund werden eingesetzt und die richtigen Gärtemperaturen für Obst und Beeren eingehalten. Die Familie erzeugt nur Schnaps, der zu 100 Prozent aus Obst (ohne Zusätze) besteht.

Neben dem Gelben Enzian werden in den Alpenländern für die Brennerei auch die Wurzeln des Punktierten Enzians, Rotblühenden Enzians oder des Pannonischen bzw. Ungarischen Enzians verwendet. Die Alpen beherbergen eine enorme Vielfalt an Pflanzen, viele selten gewordene Arten sind heute allerdings gesetzlich geschützt und dürfen nicht gepflückt oder ausgegraben werden.

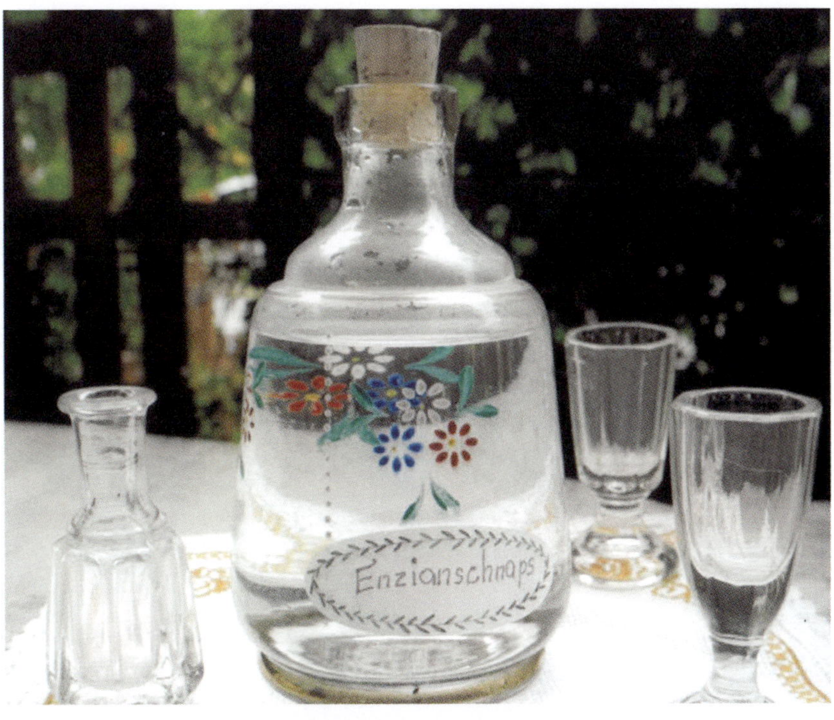

Arnikaschnaps (Ansatz)

Trotz moderner Heilmittel und Wundarzneien wird Arnikaschnaps nach wie vor zum Reinigen und Heilen von Wunden und Verletzungen geschätzt wie auch zur Einreibung von Blutergüssen und Prellungen. Und so wird er gemacht:

Eine Handvoll Blüten mit Vorschuss (Vorlauf beim Schnapsbrennen) ansetzen und 1–2 Monate in Sonne oder Wärme stehen lassen. Bei Bedarf den nötigen Ansatz entnehmen, die Blüten bleiben in der Flasche.

Noch einfacher: Arnikablüten trocknen und danach in Schnaps (am besten geschmacksneutraler Korn) ansetzen. Etliche Wochen auf einen (sonnen-) hellen Platz stellen und danach abseihen und in Flaschen verschließen.

Apfelbeerlikör (nach eigenem Rezept)

1 l Birnenschnaps (z. B. Edelbrand Williamsbirne) mit 300–400 g sauberen reiferen Beeren und ca. 100 g Kandiszucker (Honig) in einem Gefäß ansetzen, gut verschließen und sechs Wochen ziehen lassen. Dann abseihen und abfüllen. Jeder Schluck ist ein wahrer Genuss!

Bärlauchgeist

Eine Altbäuerin aus meiner Nachbarschaft hat mir erzählt, dass Bärlauchgeist ein altbewährtes Hausmittel ist, das bei vielen Leiden hilft.
Hier ihr Rezept: Feingeschnittene Jungblätter (auch die Wurzelzwiebel) in Korn oder Hausbrand ansetzen und in Wärme oder Sonne einige Wochen stehen und ziehen lassen. Von diesem Ansatz mehrmals täglich etwa 10–20 Tropfen mit Wasser verdünnt einnehmen. Das entschlackt den Körper und reinigt Haut und Blut.

Berberitzenlikör (nach eigenem Rezept)

1 l Schnaps (bester Birnenschnaps) mit 200–300 g sauberen, reifen Berberitzenbeeren sowie 100–200 g Kandiszucker (echter Bienenhonig) in einem Gefäß ansetzen, gut verschließen und 5–6 Wochen ziehen lassen. Sodann abseihen und in Flaschen abfüllen.

Brombeerlikör

Mit Vanillegeschmack: 500 g gewaschene Brombeeren kommen in ein Gefäß, 300 g Zucker darüberstreuen und umrühren. Mit 1 l Kornschnaps auffüllen, eine Vanillestange dazugeben und gut verschließen. Das Gefäß an einen sonnigen, warmen Platz stellen. Vor dem Abfüllen abseihen. Vor Gebrauch wieder drei Wochen ruhen lassen.
Mit Ingwer, Zimt und Nelken verfeinert: 1 kg saubere, reife Brombeeren, 1/2 Zimtstange, ein kleines Stück Ingwer sowie einige Gewürznelken in 1 1/2 l Wasser weichkochen und über 1 kg Zucker in eine Schüssel gießen. Abdecken und während der Nacht auskühlen lassen. Den Saft durch ein nasses Tuch filtern, ein wenig erhitzen und mit 1/2 l Weingeist und 1/2 l Kornbranntwein verrühren. Noch einmal filtrieren, dann in Flaschen abfüllen und gut verschlossen lagern.

Enzianschnaps

Der Enzianschnaps erfreut sich in der bäuerlichen Bevölkerung einer besonderen und ungebrochenen Wertschätzung. Es heißt, er tue rundum gut und helfe bei fast allen Beschwerden. Es ist daher kein Wunder, dass das Wurzelgräberlied der „hochprozentigen Heilpflanze" mehrere liebevolle Strophen widmet. Dabei sollte man nicht vergessen – auch Enzianschnaps ist nur in geringen Mengen gesund. Man beherzige den Spruch: „Zu wenig und zu viel ist des Narren Ziel."

Beim Brennen gibt man der Obstmaische einige Liter Enzianwurzel bei, oder die Wurzeln werden rein gebrannt und mit Obstschnaps vermengt.

Fichtennadellikör

200 g frische Maitriebe zerkleinern und mit 250 g weißem Kandiszucker mischen und dann mit 2 l Kornschnaps (32 %) aufgießen. In ein Glasgefäß füllen, gut verschließen und etwa 5 Monate reifen lassen. Danach filtern und in Flaschen abfüllen.

Hagebuttenwein

Die Mongbäuerin Greti Wiesmann in Embach bei Lend (Land Salzburg) hat viele Hausrezepte von ihrer Mutter übernommen. Zu diesem erprobten Wissensschatz gehört auch der Hagebuttenwein.

3 l Wasser etwa 10 Minuten kochen, nun 1,5 kg Zucker beifügen und die Mischung auskühlen lassen. Das Zuckerwasser über 2,5 l gereinigte Hagebutten gießen, das Gefäß mit einem Tuch abdecken und bei 18–20 °C gären lassen. Nach 6 Wochen filtrieren und in Flaschen füllen.

Hagebuttenlikör

1 l gereinigte Früchte werden zerdrückt, mit 3 l Branntwein und 1/2 kg Zucker vermengt und in einem Gefäß oder auch einer Flasche 8 Tage an den Ofen gestellt. Dann die Masse durch ein Tuch passieren, den fertigen Likör in gut verschließbare Gläser füllen und dunkel lagern.
Alternativ: 500 g entstielte Hagebutten halbieren und die Kerne mit den Härchen entfernen. Fruchtteile sauber waschen und in Flaschen füllen, 150 g weißen Kandiszucker beigeben und dann mit 1 l Kornschnaps auffüllen. Die gut verschlossene Flasche 7–8 Wochen an einem kühlen Ort lagern und von Zeit zu Zeit durchschütteln, damit sich der Kandiszucker nach und nach auflöst. Den Likör vor Gebrauch filtern.

Haselnusslikör

Für die Herstellung des Haselnusslikörs gibt es diverse Rezepte mit unterschiedlichen Zutaten. Hier eines, das ganz einfach in der Anwendung ist:
250 g zerkleinerte, frische Haselnüsse in eine Flasche füllen, 2–3 Gewürznelken und 1 Stange Zimt sowie 1/2 ausgeschälte Vanilleschote beigeben und mit 3/4 l Weinbrand übergießen. Die gut verschlossene Flasche an einem warmen Ort lagern und von Zeit zu Zeit schütteln. Nach 4–5 Wochen die Nüsse abseihen. Mit abgekühltem Zuckerwasser (180 g Zucker) den Nussbranntwein gut vermischen und alles durch ein feines Sieb filtern.

Schwarzbeerlikör

Aus dem Rezeptbuch meiner Mutter:
1 l Schwarzbeeren gut waschen, in eine 2-Liter-Flasche geben und mit 1/4 kg Kandiszucker sowie einem Obstschnaps auffüllen. Die Flasche ca. 3–4 Wochen in der Sonne stehen lassen.

Heidelbeerwein

Wieder ein bewährtes Hausrezept von Greti Wiesmann, Mongbäuerin im salzburgischen Embach/Lend:
5 l Wasser mit 2 kg Zucker aufkochen und erkalten lassen, das Zuckerwasser mit 2 l gewaschenen, reifen Beeren sowie 30 g Zitronensäure vermengen, 36 Stunden ziehen lassen – durch ein Leinentuch abseihen und in saubere Flaschen abfüllen.

Hollerlikör

Speziell in der kalten Jahreszeit erfreut sich der Hollerlikör wegen seiner wärmenden Eigenschaften großer Beliebtheit. Hier eine Auswahl an Rezepten mit verschiedenen Zubereitungsmöglichkeiten.
Mit Zimt und Nelken: 1 1/2 l reife Hollerbeeren in 2 l Wasser etwa 20 Minuten kochen und abseihen. In den Saft etwas Zimt und einige Gewürznelken geben und weitere 20 Minuten kochen. Abkühlen, 1/2 l Obstschnaps (oder etwas weniger Weingeist), 1 Packung Vanillezucker und den Saft einer Bio-Zitrone unterrühren.
Mit Vanille: 2 1/2 l reife Hollerbeeren in 1 1/2 l Wasser 2 Stunden abkochen. Beeren durch ein feines Sieb oder Tuch pressen und den Saft mit 1 kg Zucker 1/2 Stunde weiter kochen. Nach dem Abkühlen 2 Packungen Vanillezucker und 3/8 l Weingeist unterrühren. Hollerlikör in Flaschen oder Gläser abfüllen.
Hausrezept der Mongbäuerin: 5 l Wasser mit 30–40 reifen Hollerdolden, 3–4 kg Zucker, dem Saft von 2 Zitronen und 150 g Zitronensäure ansetzen. Die Mischung 24 Stunden ruhen lassen. Abseihen und in Flaschen abfüllen.

Hollerschnaps

Wie der Holunder ist auch der Hollerschnaps ein zuverlässiger Wohltäter. Einer, der sich darauf versteht, ein solches Elixier selbst zu brennen, ist mein langjähriger Musikfreund, der Kerschbaumbauer Albert Lottermoser im salzburgischen Lend. Er hat mich in sein Wissen und Können eingeweiht. So durfte der Gesundheitstropfen in meinem Rucksack nicht fehlen, wenn ich an kalten Wintertagen früher auf die Jagd ging. Bei Erkältungen oder Magenverstimmungen ist Hollerschnaps, mäßig getrunken, ein wahres Wundermittel.

Voraussetzung für die Erzeugung ist eine größere Menge vollreifer Hollerbeeren. Man benötigt immerhin wenigstens 150–200 l von den begehrten Früchten. Die Hollerdolden werden über ein spezielles Gitter abgerebelt und die reinen Beeren im Gärfass eingemaischt. In den ersten 2 Wochen muss man die Beeren immer wieder durchrühren, so bildet sich eine breiige Masse. Diese Maische im gut verschlossenen Fass mindestens 6 Wochen (je nach Raumtemperatur) gären lassen und dann gut aufrühren. Nun den Brennkessel jeweils halbvoll mit der Maische füllen und bei kleinem Feuer (geringer Hitze) vorbrennen. Bei zu starker Hitze schießt (schäumt) die Maische. Nach dem Vorbrennen das Brenngerät blitzsauber reinigen und das Vorwasser zum zweiten Brand läutern. Nach dem Vorschuss erhält man den kostbaren, bekömmlichen, wunderbaren Hollerschnaps. In erster Güteklasse weist er etwa 41–42 % Alkoholgehalt auf. Ein hochprozentiges Lebenselixier!

Latschenlikör (nach eigenem Rezept)

Was mit den Zirbenzapfen möglich ist, so dachte ich, können auch die frischen Zapfen der Latschen – und fertigte einen Latschenlikör:
Auf 1 l Schnaps (Birnenschnaps, eventuell Edelbrand Williamsbirne) kommen 100 bis 150 g Kandiszucker (oder echter Bienenhonig) sowie 8–10 junge, unverholzte Latschenzapfen. Diese Mischung 3–4 Wochen an einem lichten Platz ziehen lassen, filtrieren und abfüllen.

Meisterwurzschnaps

Aus den kraftvollen, geringelten Wurzeln wird ein wohltuender Schnaps gebrannt. Der Meisterwurzschnaps – in geringen Mengen genossen – regt den Appetit und die Verdauung an und soll den Magen stärken. Das Rezept hat mir Hans Nadegger aus St. Johann im Pongau verraten:
In 200 l Apfelmaische kommen 1–2 kg fein gehackte, frische Wurzeln. Nach etwa vier Monaten Gärzeit wird der begehrte Schnaps gebrannt.
Mit Bibernellwurzel: Ihre stark schleimlösende Wirkung macht die Meisterwurz so wertvoll für die Hausapotheke. Zusammen mit der Bibernellwurzel in Schnaps angesetzt, bringt sie bei hartnäckiger Heiserkeit, Halsverschleimung und Asthmaleiden zuverlässige Erleichterung.

Preiselbeerlikör

Die Mongbäuerin Greti Wiesmann in Embach bei Lend (Salzburger Land) übergab mir einen Schatz an bäuerlichen Rezepten. Ihr Preiselbeerlikör ist einer der besten, die ich jemals verkosten durfte:
1 l Korn (ich verwende Williamsbirne) mit 300–400 g sauberen, reifen Preiselbeeren und 100–200 g Kandiszucker in einem Gefäß ansetzen, gut verschließen und 6 Wochen ziehen lassen. Danach abseihen und in Flaschen füllen. Fertig ist der Zaubertrank!

Schlehenlikör

Marianne Haider aus St. Veit im Pongau ist eine treue Freundin des Schlehdorns. Ihr Schlehenlikör schmeckt köstlich, hier das Rezept:
Reife, entstielte Früchte kalt waschen, in ein gut verschließbares Ansatzgefäß geben und mit Kornschnaps (1 l Schlehen auf etwa 1 1/2 bis 2 l Korn) übergießen. Gut verschlossen etwa 5–6 Wochen an einem hellen warmen Platz reifen lassen und einmal pro Woche alles gut durchschütteln. Hierauf abziehen (oder abgießen) und filtrieren. Verkosten und nach Geschmack mit weißem Kandiszucker süßen.
Für 2 l Ansatz ca. 1/4 l Rotwein einbringen und etwa 250 g Kandiszucker darin auflösen. Nach Erkalten mit dem Ansatz vermischen, in Flaschen abfüllen und im Keller einige Zeit zur Nachreife lagern.

Schlehenschnaps

Aus den vollreifen Beeren gewinnt man einen besonders aromatischen Schnaps. Zu diesem Zweck dürfen die Beeren erst nach den ersten Frösten geerntet werden. Die Früchte werden eingemaischt und dann wird nach dem bewährten üblichen Brennverfahren der kostbare Schlehenschnaps gebrannt. Feinspitze loben diesen edlen Tropfen über alles.

Vogelbeerlikör

Das kräftige Aroma und der wertvolle Säurekomplex bilden hervorragende Grundlagen für den feinfruchtigen Vogelbeerlikör. Wichtig: Beeren erst nach den ersten Frösten (oder vorher eingefroren) verwenden.
130 g gereinigte Beeren mit 60 g Zucker aufkochen und die Masse in einem Gefäß erkalten lassen. 250 g Honig, 1/2 Zimtstange sowie 700 ml Obstschnaps beigeben und an einem warmen Ort 4–5 Wochen stehen und reifen lassen. Den Ansatz filtrieren, in gut verschließbare, saubere Flaschen füllen und vor Gebrauch wieder 4 Wochen bei Dunkelheit ruhen lassen.

Vogelbeerschnaps

Eine kleine Vorwarnung ist unverzichtbar: Wer sich an Vogelbeerschnaps im Eigenbau heranwagt, muss mit Zeit und Arbeit rechnen. Die Ernte und Verarbeitung der Beeren beansprucht Geduld, die Ausbeute der Maischen ist hingegen relativ gering. Das erklärt auch das entsprechende Preisniveau des Edelbrandes „Echter Vogelbeer".

Reife, aber nicht faule Vogelbeeren durch ein Gitter rebeln, zerdrücken oder mit einer Obstmühle zerkleinern. Die Masse in ein Fass einmaischen und warmes Wasser dazurühren, bis diese flüssig wird. Von Zeit zu Zeit die Maische durchrühren und nun in einem gut verschließbaren Fass etwa 6–8 Wochen gären lassen. Die Gärmasse vorbrennen und dann das Vorwasser läutern. Nach dem zweiten Brand gewinnt man den „guten" Vogelbeerschnaps als rund 40%igen Edelbrand.

Wacholderschnaps (bzw. Wacholdertinktur)

Von einer alten Bäuerin konnte ich in Erfahrung bringen, dass die Beeren für die Zubereitung einer Tinktur verwendet werden, die als begehrtes Einreibemittel bei rheumatischen Leiden, Gicht und Kreuzschmerzen geschätzt, aber auch zur inneren Anwendung empfohlen wird. 50 g zerdrückte Beeren werden mit 1 l Branntwein angesetzt und vor Gebrauch längere Zeit in der Wärme stehen gelassen. Maßvoll getrunken, tut so ein Wacholderschnaps der Verdauung gut. Weil ihm der Geschmack der Wacholderbeeren eine spezielle Note verleiht, entfaltet er als Aperitif wie auch als Digestif seine wohltuende Wirkung.

Zirbenschnaps (Ansatz)

Ein Getränk mit Kult(ur)status in unserer alpinen Gegend ist der Zirbenschnaps. An kalten Wintertagen bekam ich bei Ausübung meines Forstdienstes manchmal einen Zirbenschnaps zum Aufwärmen. Und selten einmal, dass ich ihn abgelehnt habe.

In der Volksmedizin wird der Schnaps wegen seiner ätherischen Öle gegen Erkältung und Entzündung der Bronchien verwendet. Er soll auch herzstärkend, blutreinigend und schleimlösend wirken. Für die Herstellung hat jeder sein eigenes Rezept. Hier eines, auf das ich besonders vertraue:

Auf 1 l Schnaps (gerne nehme ich Edelbrand Williamsbirne) kommen 100–150 g Kandiszucker (auch Honig ist möglich) sowie 4–6 unverholzte violettrote, in Scheiben geschnittene Zapfen. Die Mischung 4–6 Wochen am Fenster ziehen lassen und der wunderbar granatrot, wohlschmeckende Zirbenzapfenlikör ist fertig.

Die Trübstoffe können durch Filtrieren abgetrennt werden. Oft wird zur Herstellung Kornschnaps verwendet. Er ist geschmacksneutral und nimmt den aromatischen Zirbengeschmack stärker auf.

Zirbengeist

In der bäuerlichen Bevölkerung ist er schon lange als Heil- und Genussmittel bekannt. Dazu wird er gern und erfolgreich zum Einreiben von schmerzenden Gelenken und Gliedmaßen verwendet.

Zur Herstellung von Zirbengeist für den Haustrunk wird der kräftig rot gefärbte Schnaps ungefiltert und ohne Beigabe von Zucker noch einmal gebrannt.

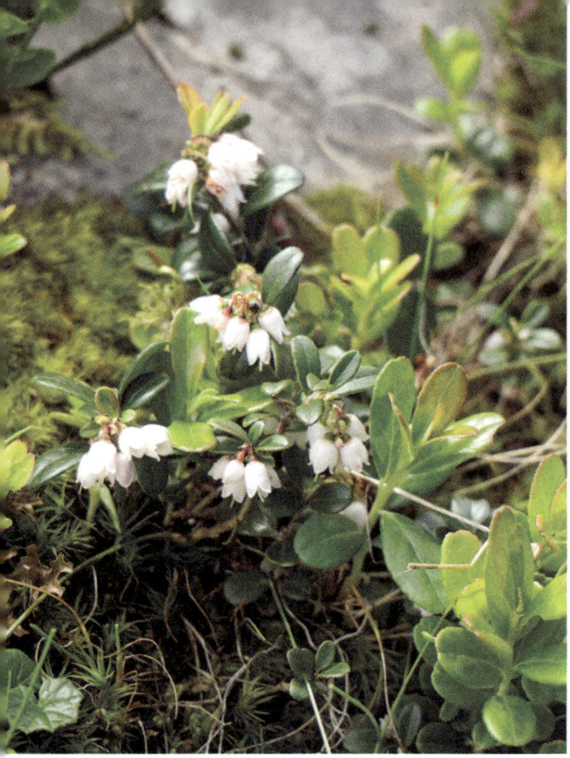
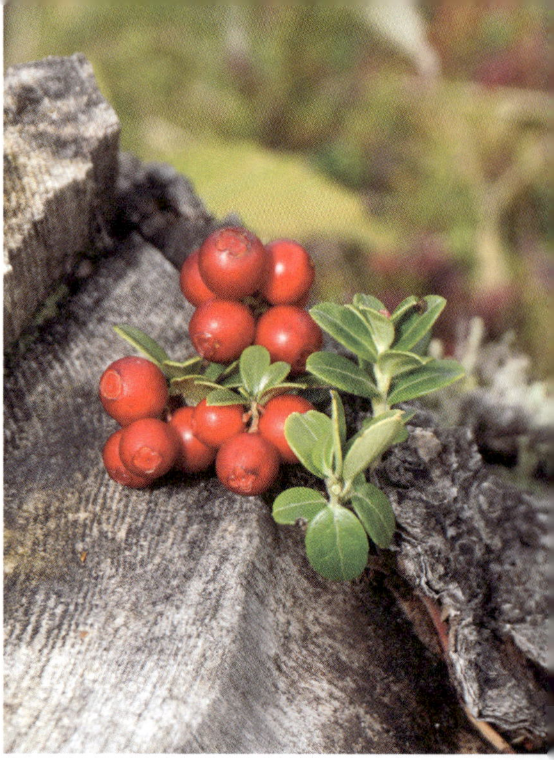
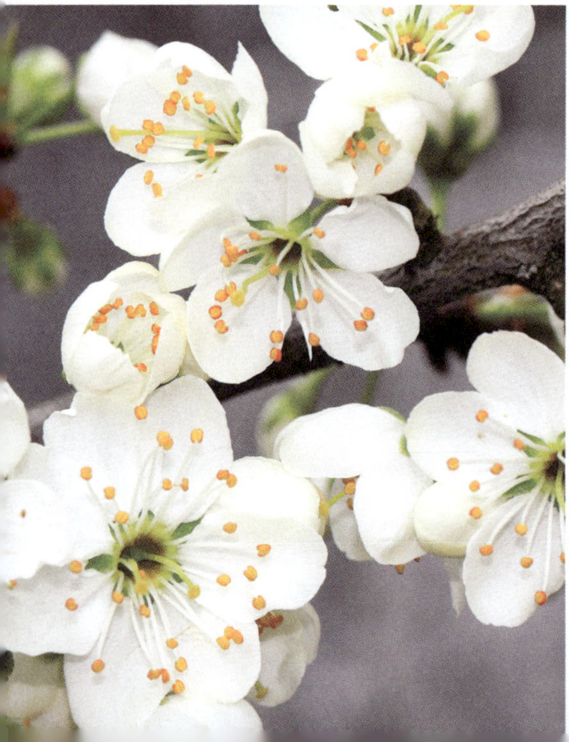
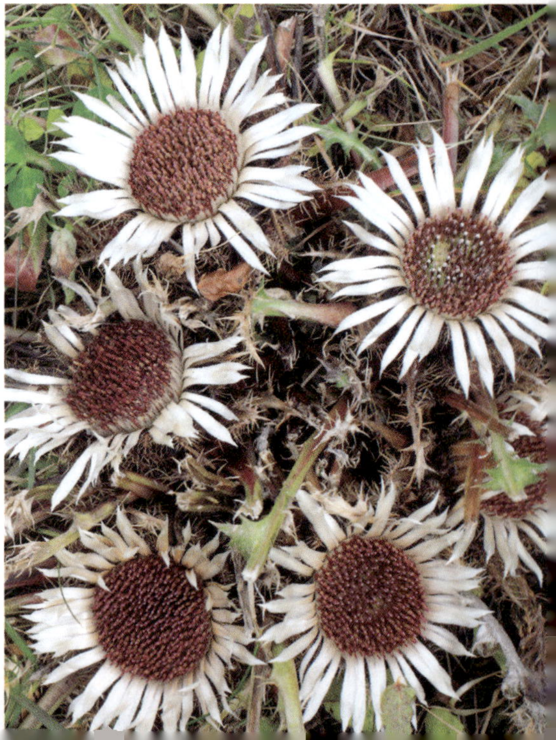

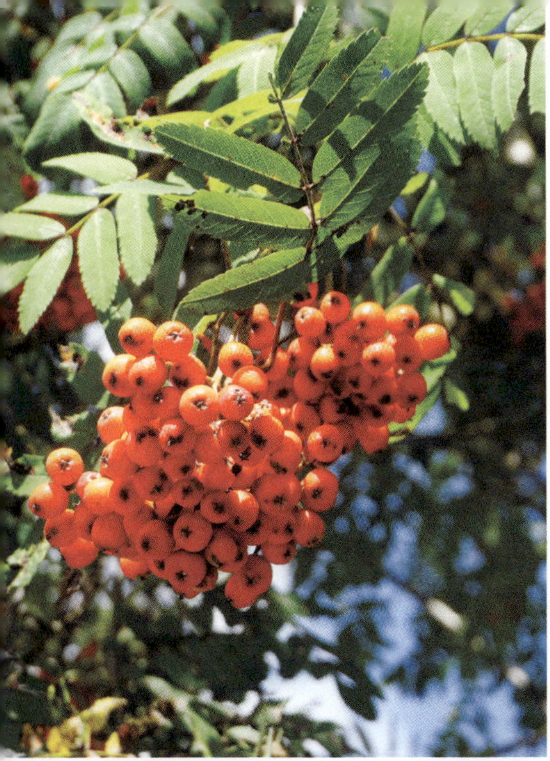
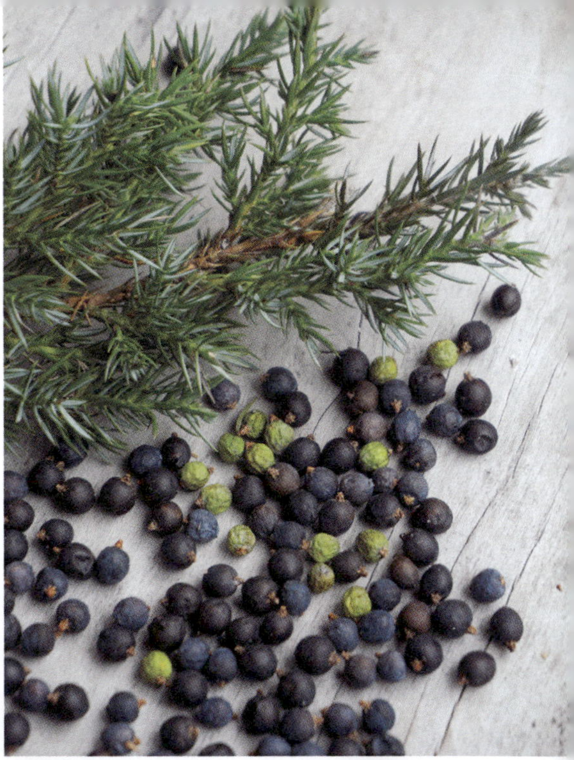
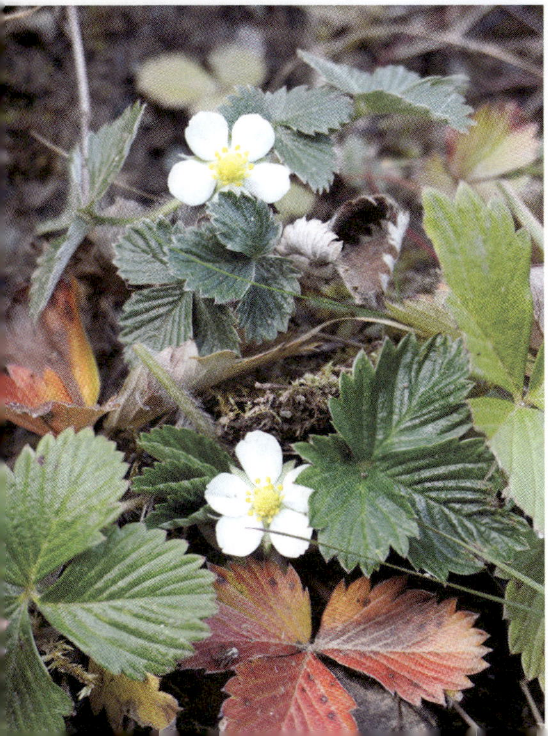
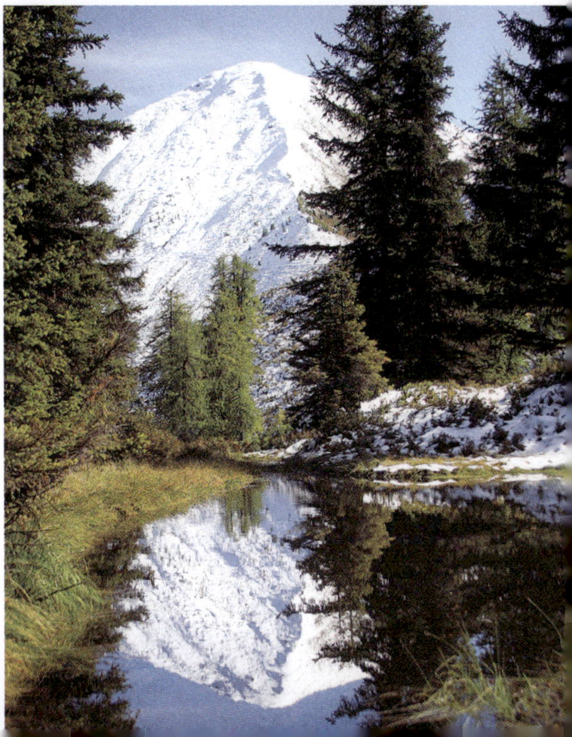

Verzeichnis der Rezepte und Anwendungen

VERLAG ANTON PUSTET / unterwegs mit Walter Mooslechner

„Förster mit Leib und Seele, begnadeter Musikant, Kulturmensch und Heimatforscher, erfolgreicher Schriftsteller – Walter Mooslechner ist ein Mann mit vielen Talenten und einer, der diese Talente auch einsetzt und lebt. Je älter er nun wird, umso mehr steht dabei die Natur im Zentrum seines Denkens und Handelns [...]"

(Salzburger Nachrichten, 06.09.2022)

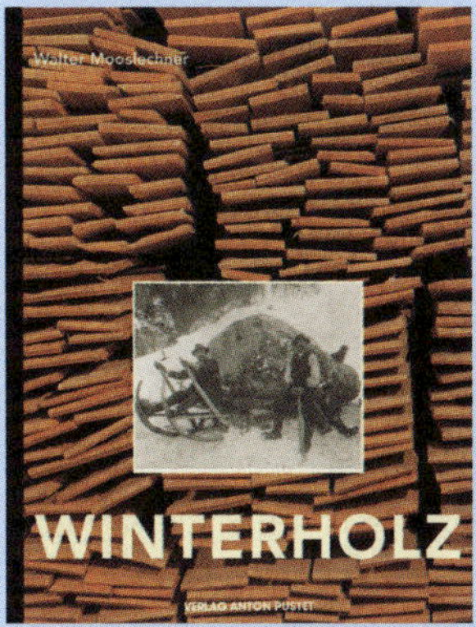
Walter Mooslechner
WINTERHOLZ
VERLAG ANTON PUSTET

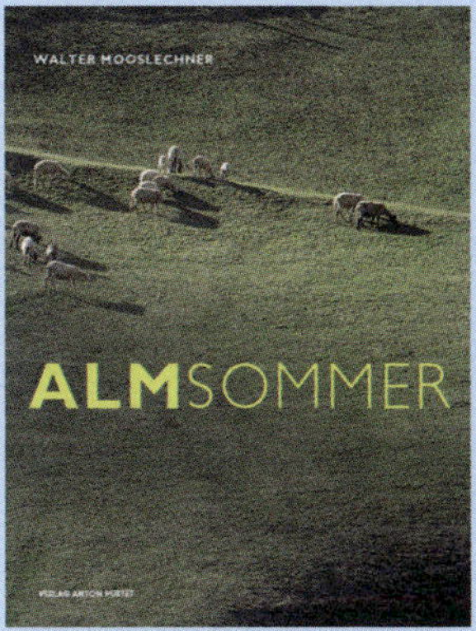
WALTER MOOSLECHNER
ALMSOMMER

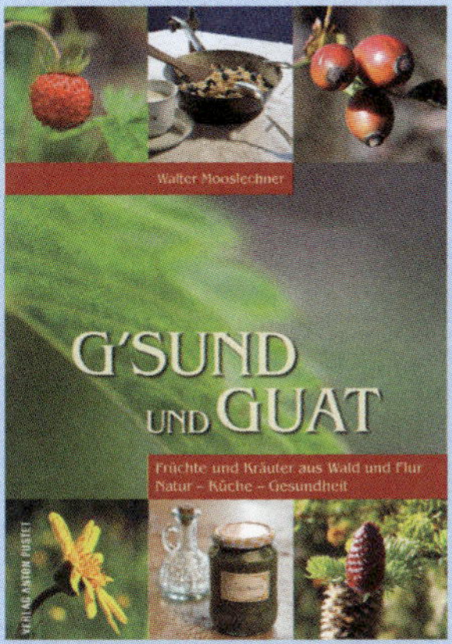
Walter Mooslechner
G'SUND UND GUAT
Früchte und Kräuter aus Wald und Flur
Natur – Küche – Gesundheit
VERLAG ANTON PUSTET

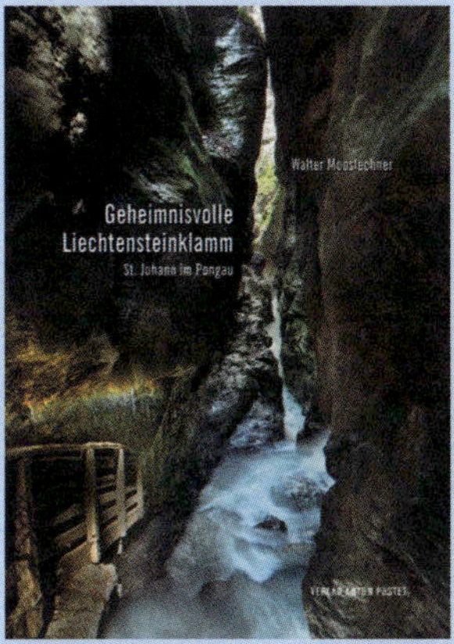
Walter Mooslechner
Geheimnisvolle Liechtensteinklamm
St. Johann im Pongau

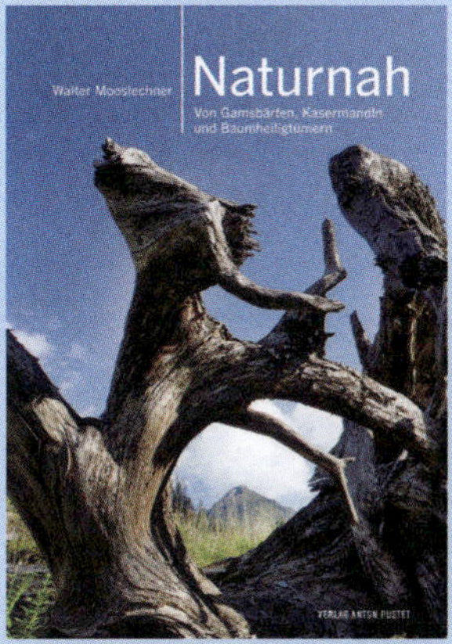
Walter Mooslechner
Naturnah
Von Gamsbärten, Kasermandln und Baumheiligtümern
VERLAG ANTON PUSTET

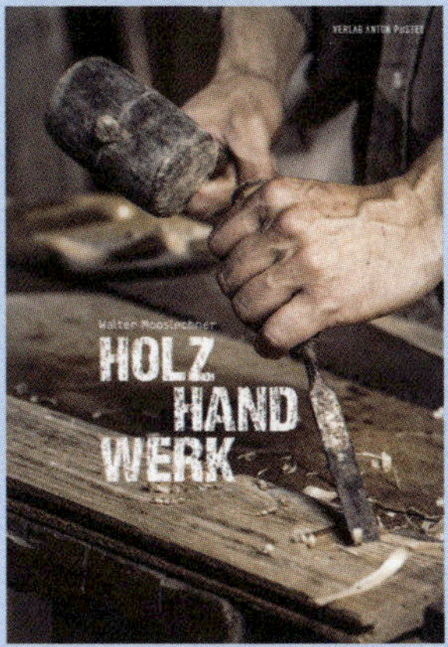
VERLAG ANTON PUSTET
Walter Mooslechner
HOLZ HAND WERK

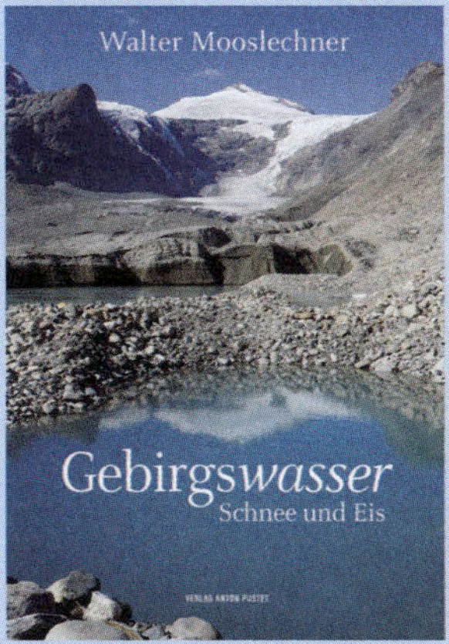
Walter Mooslechner
Gebirgswasser
Schnee und Eis

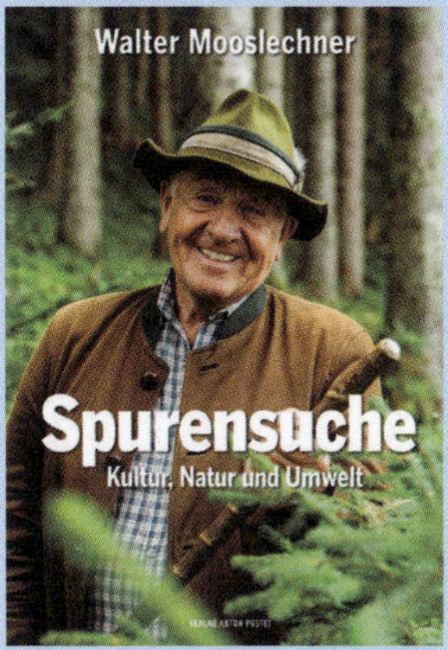
Walter Mooslechner
Spurensuche
Kultur, Natur und Umwelt

Bildnachweis

Alois Promegger: S. 52, 76, 98, 156; Shutterstock.com: Naturecuresme: 20, Wirestock Creators: 30–31, krolya25: 82, weter 777: 97, Runja: 112, Ole Schoener: 128–129, Vladimir Gudvin: 174, RockyYan: 191, Leonardo Viti: 192, leopictures: 197, nnattalli: 216; Illustrationen: Antares_NS: 15, 89, 126, 154, Helena-art: 25, Yevheniia Lytvynovych: 29, NotionPic: 34, Kuzmina Aleksandra: 92, Lisla: 106, NikaYekimenko: 111, Foxyliam: 117, Libellule: 150, GoodStudio: 163;
alle anderen Fotos: Walter Mooslechner

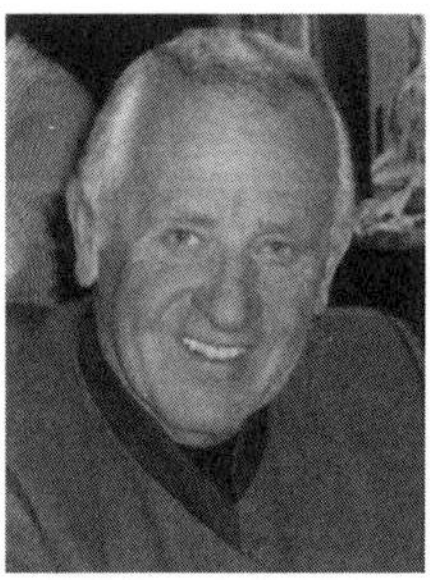

Walter Mooslechner

Ing., geb. 1944 in Großarl/Salzburg, war bis zu seiner Pensionierung Förster im Raum Taxenbach/Eschenau, Lend/Embach und St. Veit. In ehrenamtlicher Funktion war er langjähriger Obmann und Kustos des Museumsvereins „Denkmalhof Kösslerhäusl" in Großarl. Zahlreiche Publikationen in der Zeitschrift „Salzburger Volkskultur", im „Salzburger Bauernkalender", der Jagdzeitschrift „Anblick" sowie in Orts- und Vereins-Chroniken bezeugen seine Begeisterung für regionale Geschichte und Kultur. Als erfolgreicher Buchautor ist Walter Mooslechner mit dem Verlag Anton Pustet fest verbunden. Auf „Winterholz" (1997) folgten „Almsommer" (2002), „G'sund und guat" (2011), „Naturnah" (2015) und „Holz Hand Werk" (2017), „Gebirgswasser, Schnee und Eis" (2019) und „Spurensuche" (2021).